LOS CUENCOS ARCO IRIS DE LA ALEGRÍA

Nutre tu cuerpo con 100 tazones coloridos y llenos de nutrientes

Verónica Nuñez

Material con derechos de autor ©2024

Reservados todos los derechos

Ninguna parte de este libro puede usarse ni transmitirse de ninguna forma ni por ningún medio sin el debido consentimiento por escrito del editor y del propietario de los derechos de autor, excepto las breves citas utilizadas en una reseña. Este libro no debe considerarse un sustituto del asesoramiento médico, legal o de otro tipo profesional.

TABLA DE CONTENIDO

TABLA DE CONTENIDO 3
INTRODUCCIÓN 7
FRUTEROS ARCO IRIS 9
1. TAZÓN DE SANDÍA Y COCO 10
2. TAZÓN DE AÇAÍ VITAMIN BOOST 12
3. TAZÓN DE BATIDO TROPICAL DE BAYAS DE GOJI 14
4. TAZÓN DE BATIDO DE CEREZA Y AÇAÍ 16
5. CUENCO DE AÇAÍ CON MUSGO DE MAR 18
6. TAZÓN DE AÇAÍ, MANGO Y MACADAMIA 20
7. TAZÓN DE AÇAÍ BRASILEÑO FLOWER POWER 22
8. TAZONES DE DESAYUNO DE QUINUA Y COCO 24
9. TAZÓN DE COCO Y ACAI 26
10. AÇAÍ BOL DE FRUTOS ROJOS CON INFUSIÓN DE LIMONCILLO 28
11. TAZÓN DE COCO Y KIWI 30
12. TAZÓN DE COCO Y CEREZA 32
13. TAZÓN DE AÇAÍ CON MICROVEGETALES DE REPOLLO 34
14. BOWL DE AÇAÍ CON NUEZ DE BRASIL P 36
15. AÇAÍ TAZÓN DE BAYAS CON GRANADA 38
16. TAZÓN DE MATCHA VERDE 40
17. BOWL DE AÇAÍ CON PLÁTANO Y COCO 42
18. FRUTERO CON REQUESÓN 44
19. TAZÓN DE BATIDO DE COCO Y BAYAS 46
20. TAZONES DE CALABAZA Y GOJI 48
21. TAZÓN DE YOGUR CON SUPERALIMENTO GOJI 50
22. TAZÓN DE BATIDO DE BAYAS DE GOJI 52
23. TAZÓN DE BAYAS DE COCO 54
24. CUENCO DE BAYAS DE BUDA 56
25. TAZÓN DE YOGUR DE BAYAS DE GOJI 58

26. TAZÓN DE MELOCOTÓN Y COCO...60
27. CUENCO DE CHOCOLATE DE BUDA..62
28. TAZÓN DE PUDÍN DE CHÍA Y BAYAS DE GOJI.......................................64
29. TAZÓN DE PLÁTANO Y PITAYA..66
30. TAZÓN DE PIÑA Y COCO...68
31. TAZÓN DE YOGUR DE FRUTA DEL DRAGÓN Y GRANOLA................70
32. ENSALADA DE FRUTA DEL DRAGÓN Y KIWI.......................................72
33. TAZÓN DE BAYAS DE PITAYA..74
34. TAZÓN DE PITAYA VERDE..76
35. TAZÓN DE AGUACATE VERDE..78
36. TAZÓN DE PAPAYA Y COCO..80
37. CUENCO TROPICAL DE BUDA...82
38. TAZÓN DE MANTEQUILLA DE MANÍ DE BUDA..................................84
39. TAZÓN DE MANGO Y COCO..86
40. TAZONES DE DESAYUNO FARRO CON TARTA DE MANZANA........88
41. TAZONES DE TABULÉ DE GRANADA Y FREEKEH..............................90
42. TAZONES DE PAPAYA CON VITAMINA C..92
43. TAZÓN DE AVENA Y BAYAS DE GOJI..94
44. TAZÓN DE AÇAÍ VERDE CON FRUTAS Y BAYAS................................96
45. CUENCO VERDE DE BUDA..98
46. FRUTERO GREEN POWER..100
47. TAZÓN DE PLÁTANO Y MANTEQUILLA DE MANÍ............................102
48. TAZÓN DE PROTEÍNA DE CHOCOLATE..104
49. TAZÓN DE BAYAS Y TOFU...106
50. FRUTERO DIOSA VERDE..108
ENSALADA DE FRUTAS ARCO IRIS..110
51. ENSALADA DE FRUTAS EXÓTICAS..111
52. ENSALADA DE FRUTAS FESTIVA...113
53. ENSALADA DE FRUTAS EN INVIERNO...115
54. ENSALADA CREMOSA DE FRUTAS TROPICALES............................117
55. ENSALADA DE FRUTAS AL ESTILO FILIPINO...................................119

56. HAUPIA CON ENSALADA DE FRUTAS EXÓTICAS...........121
57. ENSALADA DE FRUTAS AMBROSÍA...........124
58. ENSALADA DE FRUTAS CON ADEREZO DE MENTA...........126
59. ENSALADA DE FRUTAS DE SRI LANKA...........128
60. ENSALADA DE FRUTAS MIMOSAS...........130
61. ENSALADA DE FRUTAS CON MOJITOS...........132
62. ENSALADA DE FRUTAS MARGARITAS...........134
63. ENSALADA DE ARROZ CON FRUTAS Y FRUTOS SECOS...........136
64. ENSALADA DE FRUTAS CON NUECES...........138
65. ENSALADA DE PARFAIT DE FRUTAS...........140
ENSALADERAS VEGETALES ARCO IRIS...........142
66. ENSALADA ARCOIRIS...........143
67. ENSALADA DE CAPUCHINA Y UVA...........146
68. ENSALADA DE PENSAMIENTOS...........148
69. ENSALADA VERDE CON FLORES COMESTIBLES...........150
70. ENSALADA DE VERANO CON TOFU Y FLORES COMESTIBLES...........152
POKE BOWLS ARCO IRIS...........155
71. POKE BOWL DE PITAHAYA Y SALMÓN...........156
72. POKE HAWAIANO DE AHI...........158
73. POKE BOWLS DE ATÚN CON MANGO...........160
74. POKE BOWL DE ATÚN PICANTE...........163
75. POKE BOWL DE SALMÓN CON MAYONESA PICANTE Y SHOYU...........166
76. POKE BOWLS DE IMITACIÓN DE CANGREJO DE CALIFORNIA...........169
77. POKE BOWLS DE CANGREJO PICANTE...........171
78. POKE BOWLS CREMOSOS DE CAMARONES Y SRIRACHA...........174
79. POKE BOWL DE PESCADO Y WASABI...........177
80. POKE BOWL DE ATÚN PICANTE Y PICANTE KETO...........180
81. SALMÓN Y KIMCHI CON MAYO POKE...........183
82. POKE DE SALMÓN Y KIMCHI...........185
83. POKE BOWLS DE ATÚN BRASEADO...........187
TAZONES DE SUSHI ARCO IRIS...........190

84. TAZAS DE SUSHI DE NARANJA..191
85. TAZÓN DE SUSHI SALTEADO..194
86. TAZÓN DE SUSHI DE HUEVO, QUESO Y JUDÍAS VERDES......................196
87. TAZÓN DE SUSHI DE MELOCOTÓN..198
88. TAZÓN DE SUSHI DE PISTO..200
89. TAZÓN DE SUSHI DE TOFU FRITO CRUJIENTE......................................202
90. TAZÓN DE SUSHI DE AGUACATE..205
CUENCOS DE BUDA ARCO IRIS..207
91. TAZONES REVUELTOS DE TOFU Y COLES DE BRUSELAS...................208
92. BOWLS NIÇOISE DE LENTEJAS Y SALMÓN AHUMADO......................211
93. TAZONES DE SALMÓN AHUMADO Y FIDEOS SOBA............................214
94. TAZONES MARROQUÍES DE SALMÓN Y MIJO......................................216
95. TAZONES DE CURRY DE COCO TAILANDÉS...219
96. TAZONES DE SUSHI VEGETARIANOS..222
97. TAZONES ENERGÉTICOS DE FALAFEL Y COLIFLOR............................225
98. TAZONES DE FRIJOLES NEGROS Y CHORIZO......................................228
99. TAZONES DE DESAYUNO DE SOPA DE ARROZ DE COCCIÓN LENTA......................231
100. TAZONES DE DESAYUNO DE TRIGO SARRACENO Y FRIJOLES NEGROS................234
CONCLUSIÓN..236

INTRODUCCIÓN

Bienvenido a "LOS CUENCOS ARCO IRIS DE LA ALEGRÍA", una aventura culinaria que trasciende lo común y te invita a un mundo donde cada color de tu plato es una promesa tanto de nutrición como de puro deleite. En una sociedad que a menudo se caracteriza por una vida acelerada y comidas apresuradas, estos cuencos arcoíris son un faro de alegría: una celebración del poder nutritivo que se encuentra en el vibrante espectro de la generosidad de la naturaleza.

Imagínese entrar en una cocina donde los tonos vibrantes de los productos frescos crean una paleta deslumbrante y cada ingrediente es una pincelada en el lienzo de una comida saludable. "LOS CUENCOS ARCO IRIS DE LA ALEGRÍA" no son sólo una colección de recetas; son una oda a la alegría que surge al adoptar una amplia gama de ingredientes , cada uno de los cuales contribuye a su bienestar de una manera única.

En este libro de cocina nos embarcamos en un viaje a través de sabores y colores, explorando la riqueza nutricional que cada ingrediente aporta a la mesa. Cada plato es una obra maestra culinaria, una sinfonía de texturas y sabores que no sólo sacian tu apetito sino que también nutren tu cuerpo desde dentro.

Si usted es alguien muy versado en el mundo de la alimentación saludable o un novato ansioso por explorar las posibilidades de una nutrición alegre, este libro de cocina es su guía. Juntos, sumergámonos en un mundo donde cada plato es una celebración, cada ingrediente es una fuente de vitalidad y cada bocado es un momento de pura alegría.

Entonces, con el corazón abierto y el apetito por el color y la nutrición, deje que las páginas de "LOS CUENCOS ARCO IRIS DE LA ALEGRÍA" sean su inspiración. Que tu cocina se llene de la vitalidad y la bondad que se obtienen al abrazar un arcoíris de sabores. ¡Por una vida feliz, un cuenco colorido a la vez!

FRUTEROS ARCO IRIS

1. <u>Tazón de sandía y coco</u>

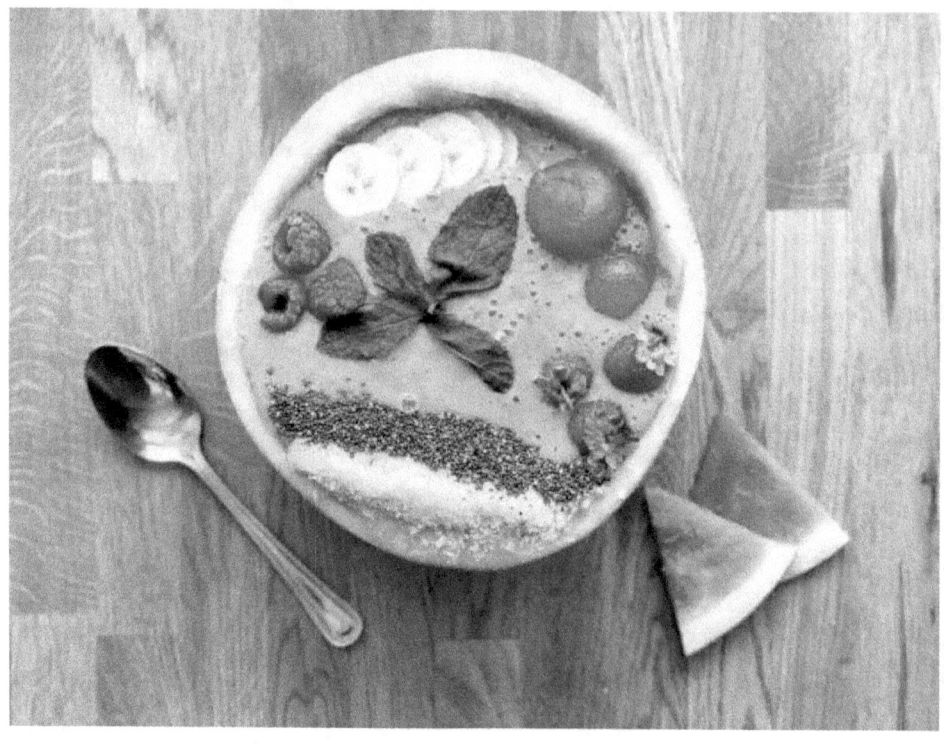

INGREDIENTES:
- 1 taza de trozos de sandía congelados
- 1/2 taza de leche de coco
- 1/2 plátano congelado
- 1 cucharada de hojas de menta
- Toppings: plátano en rodajas, trozos de sandía fresca, coco rallado y granola.

INSTRUCCIONES
a) Licue los trozos de sandía congelados, la leche de coco, el plátano congelado y las hojas de menta en una licuadora hasta que quede suave. Vierte la mezcla en un bol y agrega los toppings.

2. Tazón de Açaí Vitamin Boost

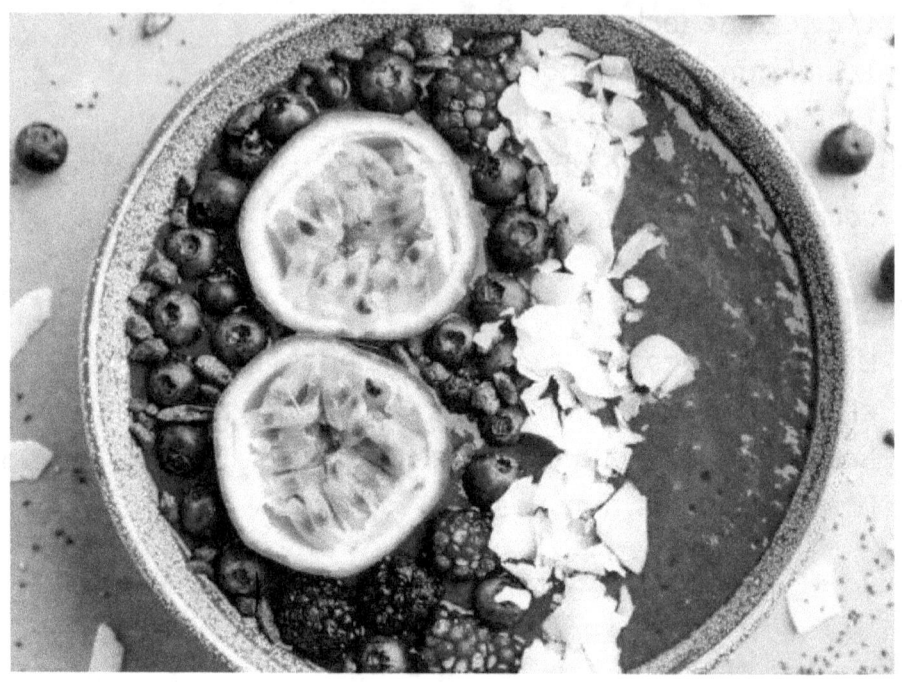

INGREDIENTES:

- ½ Puré de Açaí
- 1 taza de arándanos
- ½ Aguacate Maduro
- 1 taza de agua de coco o leche vegetal
- ½ taza de yogur no lácteo
- 1 cucharada de mantequilla de nueces
- 1 cucharada de aceite de coco

INSTRUCCIONES

a) Ponlo todo en una licuadora y disfruta.
b) Si quieres hacerlo en bol: añade más Puré de Açaí y un plátano congelado.
c) Licue hasta que espese, vierta en un tazón y cubra con su fruta fresca favorita.

3. Tazón de batido tropical de bayas de Goji

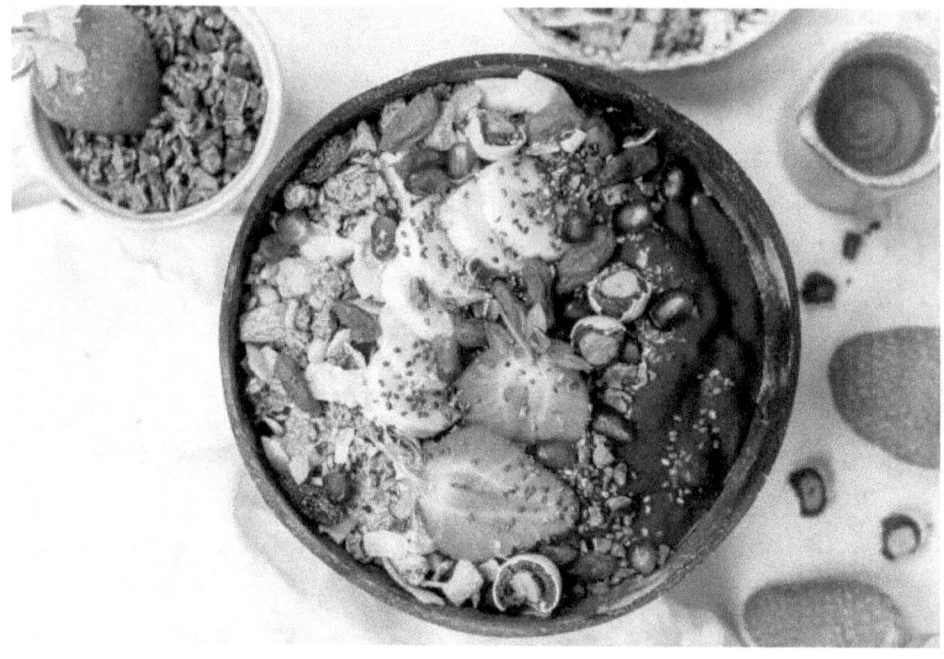

INGREDIENTES:
- 1 taza de frutas tropicales mixtas congeladas
- 1/2 plátano congelado
- 1/2 taza de leche de coco
- 1/4 taza de bayas de goji
- Toppings: plátano en rodajas, frutos rojos frescos, coco rallado y granola.

INSTRUCCIONES
a) Licue la mezcla de frutas tropicales congeladas, el plátano congelado, la leche de coco y las bayas de goji en una licuadora hasta que quede suave.
b) Vierte la mezcla en un bol y agrega los toppings.

4. Tazón de batido de cereza y açaí

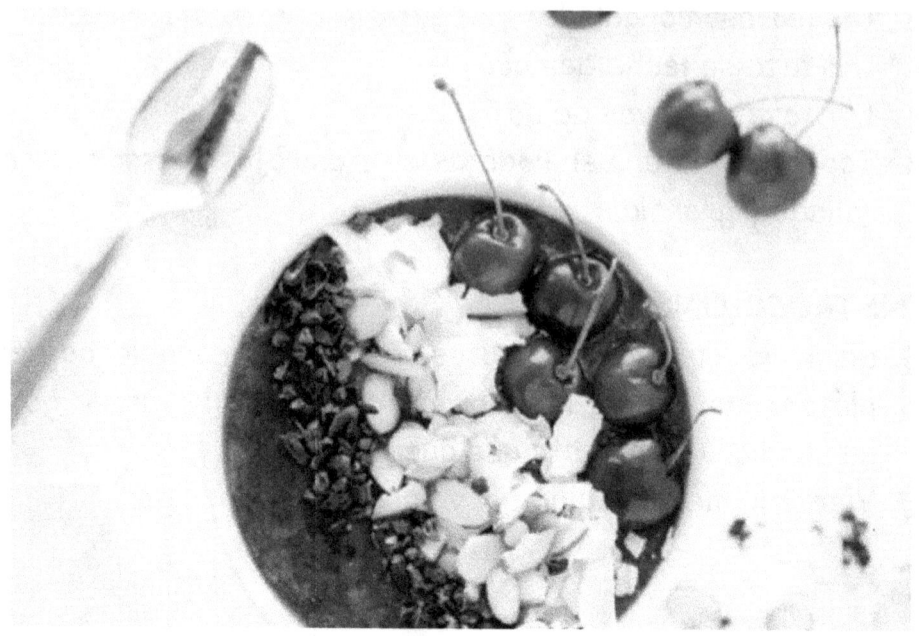

INGREDIENTES:
- 4 cucharadas de yogur de coco
- ½ taza de Açaí congelado para tomar con cuchara
- 2 plátanos, frescos o congelados
- ½ taza de cerezas congeladas
- Trozo de 1 cm de jengibre fresco

Ingredientes:
- Mantequilla de anacardo
- yogur de coco
- Higos, rebanados
- Trozos de chocolate amargo
- arándanos
- Cerezas

INSTRUCCIONES
a) Agrega primero el yogur de coco antes de agregar el resto de los ingredientes al recipiente de tu licuadora y asegura la tapa.
b) Licue a velocidad alta durante 55 segundos hasta que esté cremoso.
c) Vierte en tu tazón de coco favorito, cubre los ingredientes y ¡disfrútalo!

5. Cuenco de açaí con musgo de mar

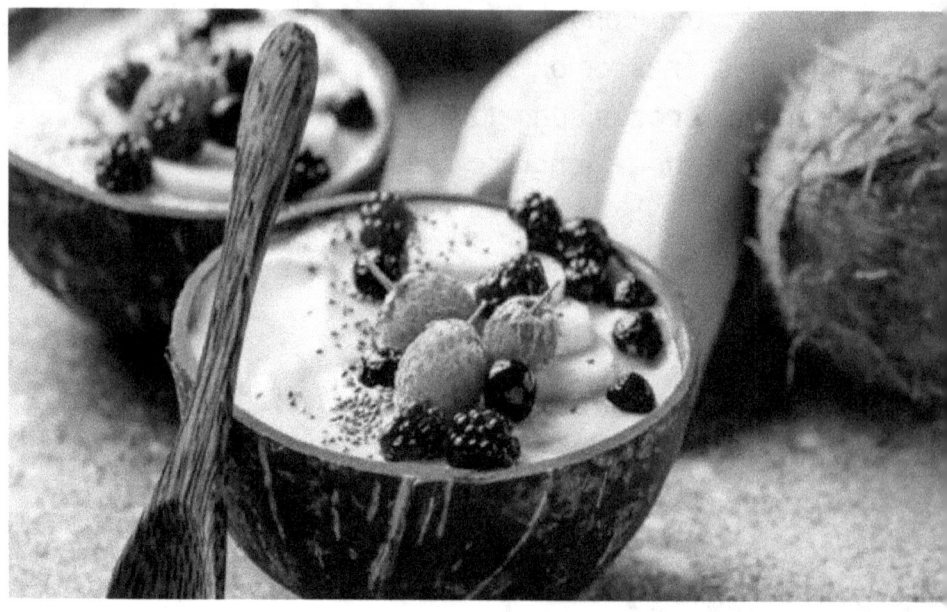

INGREDIENTES:
- musgo de mar
- Puré de bayas de açaí
- ½ taza de granola
- 2 cucharadas de maca en polvo
- 2 cucharadas de cacao en polvo
- 1 cucharada de mantequilla de almendras
- Fruta de tu elección
- Canela

INSTRUCCIONES
a) Mezcla los ingredientes y agrega un poco de fruta fresca encima.
b) Disfrutar.

6. Tazón de açaí, mango y macadamia

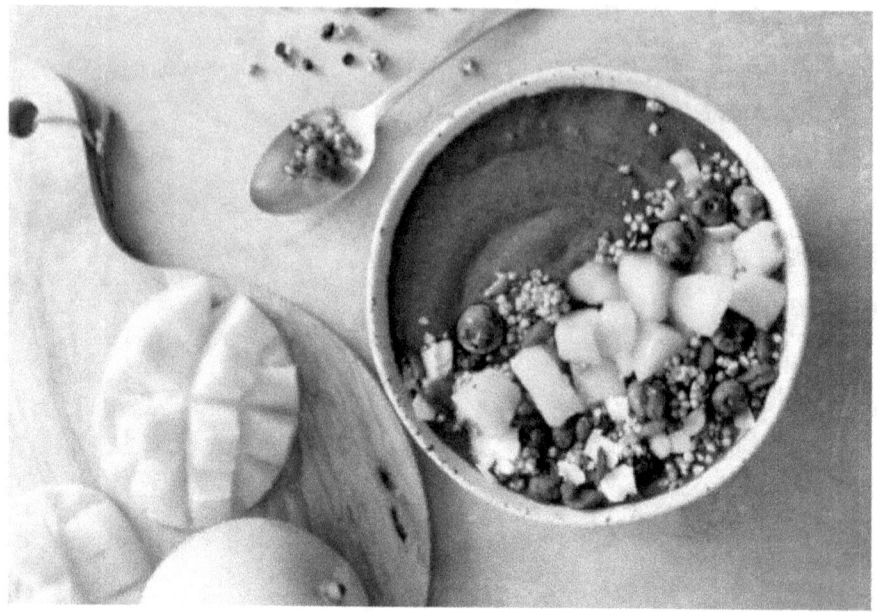

INGREDIENTES:
- ½ Puré de Açaí
- 1 plátano congelado
- ½ taza de mango congelado
- ¼ de taza de leche de nuez de macadamia
- Un puñado de anacardos
- 2 ramitas de menta
- Toppings: mango en rodajas, plátanos en rodajas, rodajas de coco tostado

INSTRUCCIONES

a) ¡Licue todos los ingredientes , cubra y disfrute de su tazón de mango, macadamia y açaí!

7. Tazón de açaí brasileño Flower Power

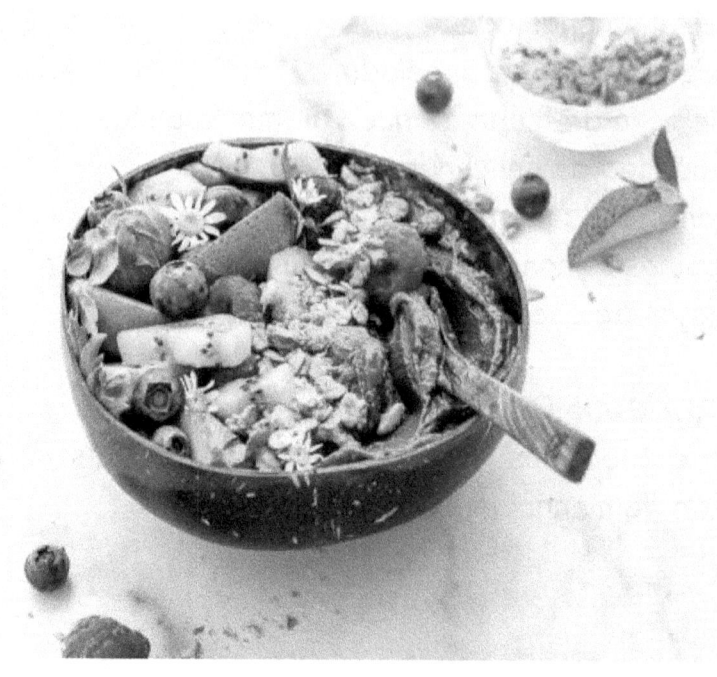

INGREDIENTES:
PARA EL AÇAÍ
- 200 g de açaí congelado
- ½ plátano, congelado
- 100ml agua de coco o leche de almendras

ADORNOS
- Granola
- flores comestibles
- ½ plátano, picado
- ½ cucharada de miel cruda
- Semillas de granada
- Coco rallado
- pistachos

INSTRUCCIONES
a) Simplemente agregue el açaí y el plátano a un procesador de alimentos o licuadora y mezcle hasta que quede suave.
b) Dependiendo de qué tan potente sea tu máquina, es posible que tengas que agregar un poco de líquido para que quede cremoso. Comience con 100 ml y agregue más según sea necesario.
c) ¡Vierte en un tazón, agrega los ingredientes y disfruta!

8. Tazones de desayuno de quinua y coco

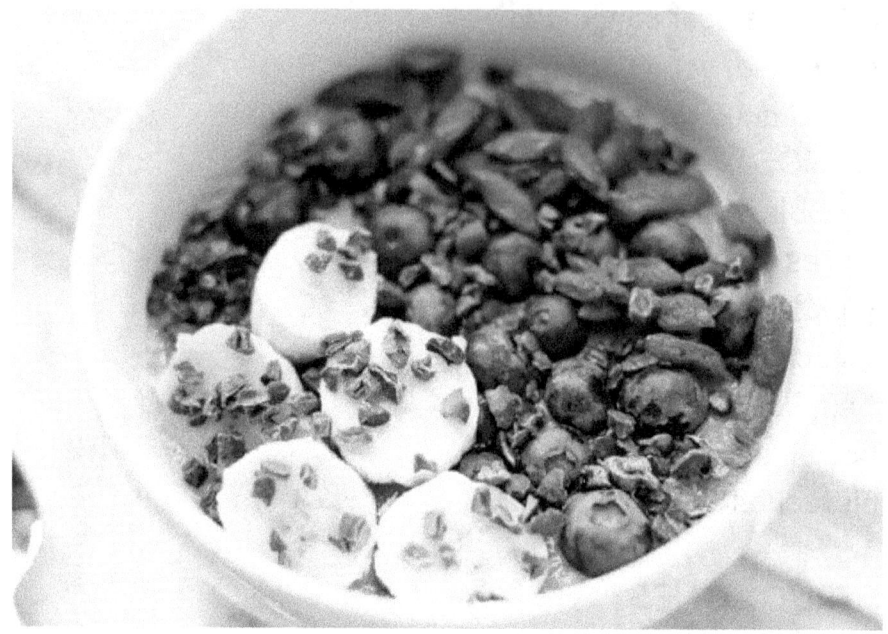

INGREDIENTES:

- 1 cucharada de aceite de coco
- 1½ tazas de quinua roja o negra, enjuagada
- Lata de 14 onzas de leche de coco light sin azúcar
- 4 tazas de agua
- Sal marina fina
- cucharadas de miel, agave o jarabe de arce
- 2 cucharaditas de extracto de vainilla
- yogur de coco
- arándanos
- bayas de Goji
- Semillas de calabaza tostadas
- Copos de coco tostados sin azúcar

INSTRUCCIONES

a) Calienta el aceite en una cacerola a fuego medio. Agrega la quinua y tuesta durante unos 2 minutos, revolviendo con frecuencia. Agrega lentamente la lata de leche de coco, el agua y una pizca de sal. La quinua burbujeará y saldrá a borbotones al principio, pero se asentará rápidamente.

b) Deje hervir, luego cubra, reduzca el fuego a bajo y cocine a fuego lento hasta que alcance una consistencia tierna y cremosa, aproximadamente 20 minutos. Retire del fuego y agregue la miel, el agave, el jarabe de arce y la vainilla.

c) Para servir, divida la quinua en tazones. Cubra con más leche de coco, yogur de coco, arándanos, bayas de goji, semillas de calabaza y hojuelas de coco.

9. Tazón de coco y acai

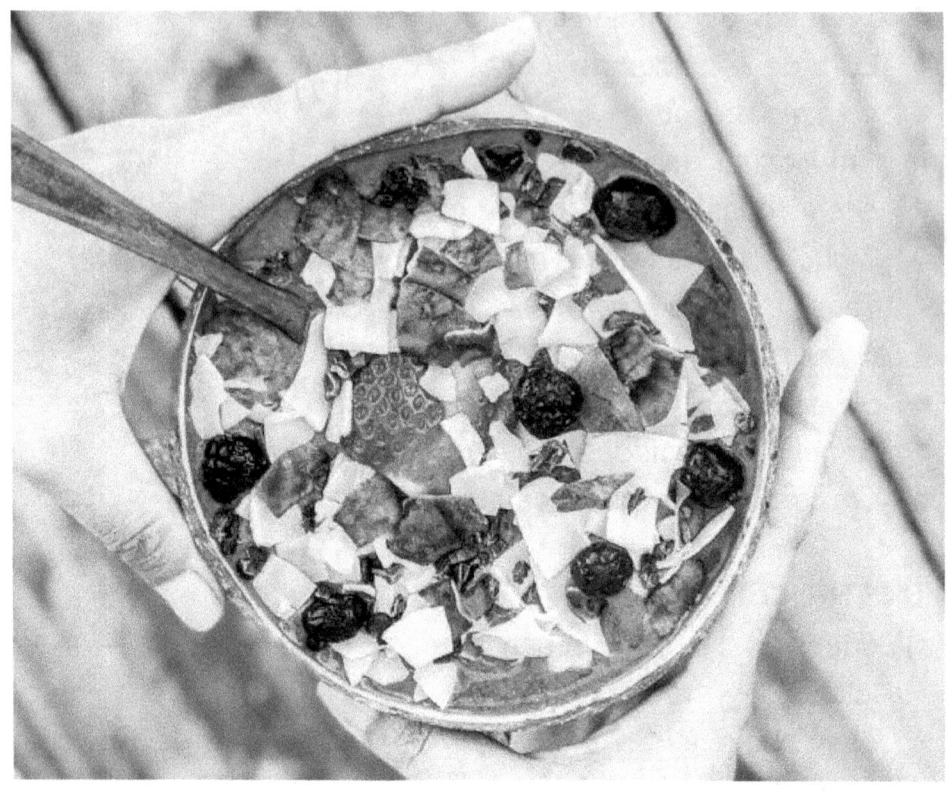

INGREDIENTES:
- 1 paquete de puré de acai congelado
- 1/2 plátano congelado
- 1/2 taza de leche de coco
- 1/4 taza de arándanos congelados
- 1 cucharada de miel
- Toppings: plátano en rodajas, coco rallado, granola y frutos rojos frescos.

INSTRUCCIONES

a) Licue el puré de acai, el plátano congelado, la leche de coco, los arándanos y la miel en una licuadora hasta que quede suave.

b) Vierte la mezcla en un bol y agrega los toppings.

10. açaí Bol de frutos rojos con infusión de limoncillo

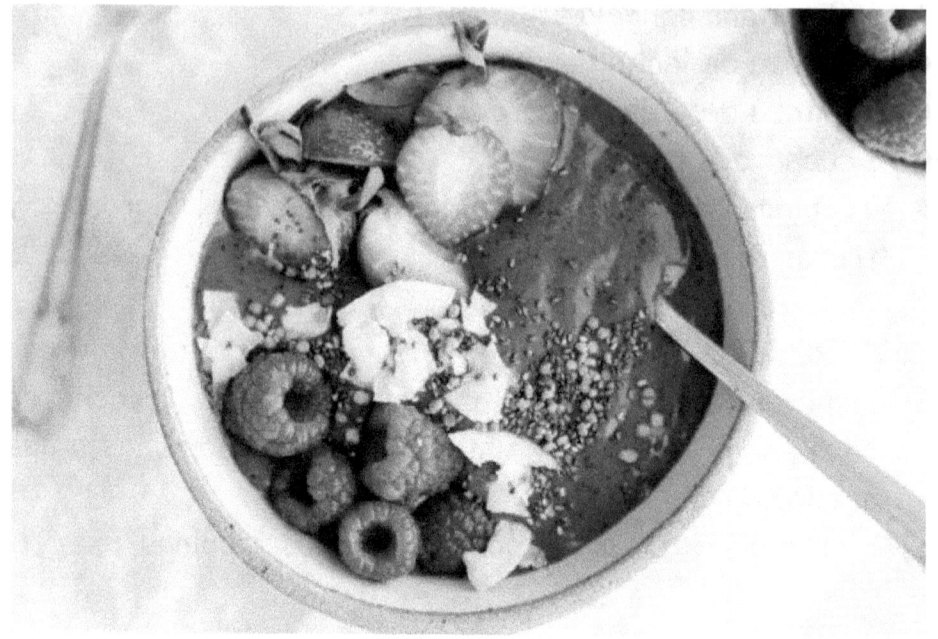

INGREDIENTES:
- 2 cucharadas de frambuesas frescas
- 2 cucharadas de moras frescas
- 2 cucharadas de arándanos frescos
- 2 cucharadas de grosellas negras frescas
- 2 cucharaditas de baya de açaí en polvo
- 800ml de infusión de limoncillo, fría
- un poco de agua mineral
- un chorrito de jarabe de arce o una pizca de stevia en polvo

INSTRUCCIONES
a) Coloque las bayas frescas y el polvo de açaí en una licuadora o procesador de alimentos, agregue la infusión de limoncillo y mezcle hasta obtener una textura suave y sedosa.
b) Si es necesario, añade un poco de agua mineral hasta conseguir la consistencia que te guste.

11. Tazón de coco y kiwi

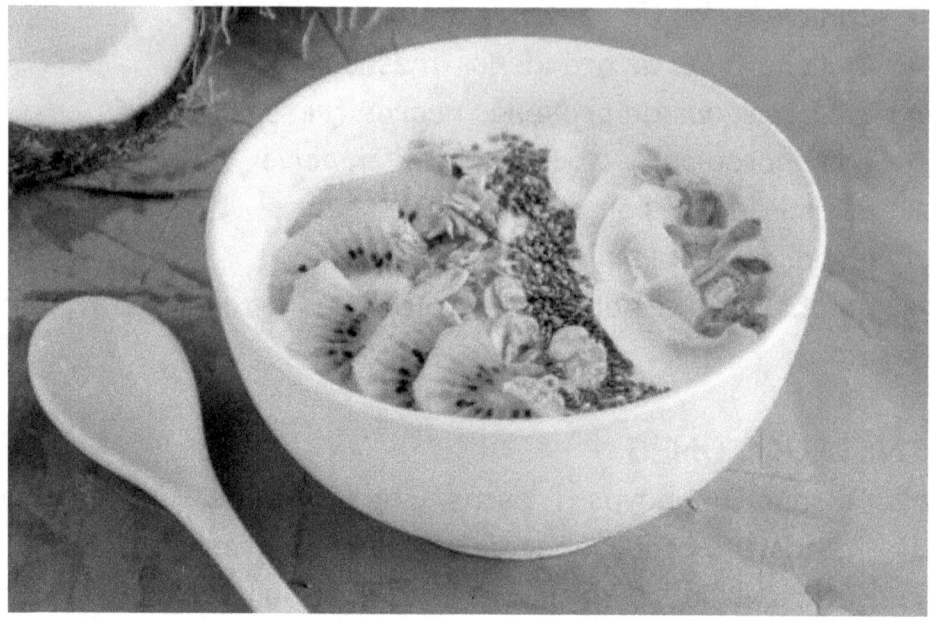

INGREDIENTES:
- 1/2 taza de kiwi congelado
- 1/2 taza de leche de coco
- 1/2 plátano congelado
- 1 cucharada de semillas de lino
- Toppings: plátano en rodajas, rodajas de kiwi fresco, coco rallado y granola.

INSTRUCCIONES

a) Licue el kiwi congelado, la leche de coco, el plátano congelado y las semillas de lino en una licuadora hasta que quede suave.
b) Vierte la mezcla en un bol y agrega los toppings.

12. Tazón de coco y cereza

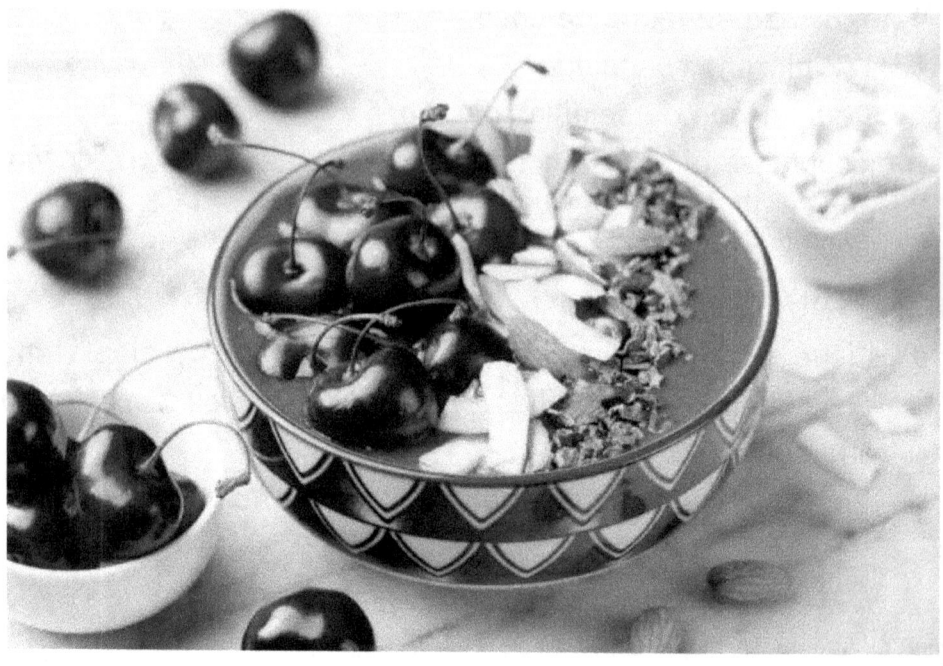

INGREDIENTES:
- 1/2 taza de cerezas congeladas
- 1/2 taza de leche de coco
- 1/2 plátano congelado
- 1 cucharada de semillas de cacao
- Toppings: plátano en rodajas, cerezas frescas, coco rallado y granola.

INSTRUCCIONES
a) Licue las cerezas congeladas, la leche de coco, el plátano congelado y las semillas de cacao en una licuadora hasta que quede suave.
b) Vierte la mezcla en un bol y agrega los toppings.

13. Tazón de açaí con microvegetales de repollo

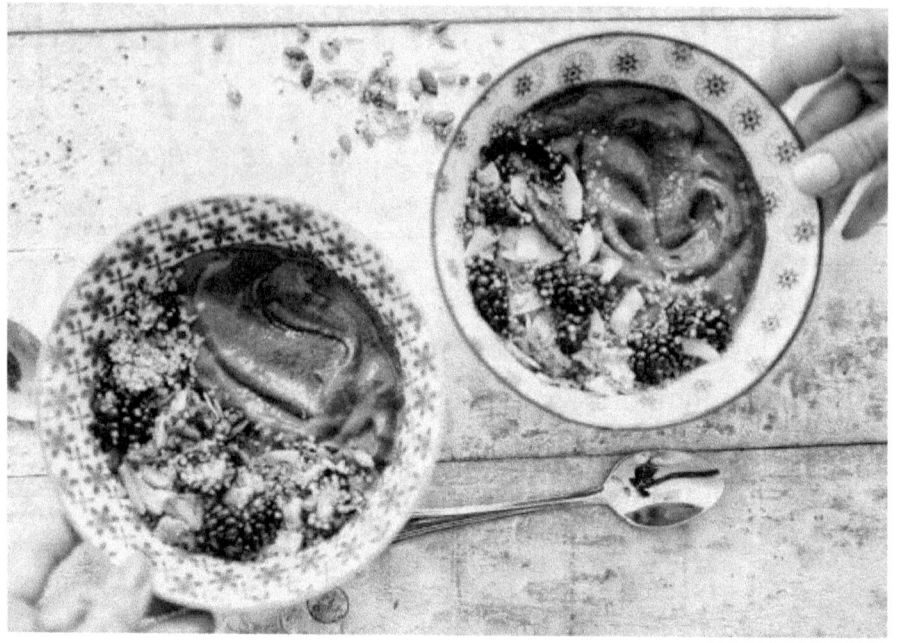

INGREDIENTES:
- ½ taza de microvegetales de repollo
- 1 plátano congelado
- 1 taza de frutos rojos congelados
- 4 cucharadas de Açaí en polvo
- ¾ taza de leche de almendras o de coco
- ½ taza de yogur griego natural
- ¼ de cucharadita de extracto de almendras

GUARNACIÓN:
- Hojuelas de coco tostadas
- Fruta fresca como rodajas de melocotón, arándanos, frambuesas, moras, fresas o cerezas.
- Granola o nueces/semillas tostadas
- chorrito de miel

INSTRUCCIONES
a) Licue la leche y el yogur en una licuadora grande de alta velocidad. Agregue la fruta congelada Açaí, los microgreens de repollo y el extracto de almendras. Continúe licuando a fuego lento hasta que quede suave, agregando solo líquido adicional si es necesario. ¡Debe quedar GRUSO y cremoso, como el helado!
b) Divide el batido en dos tazones y cúbrelo con todos tus ingredientes favoritos.

14. Bowl de Açaí con nuez de Brasil p

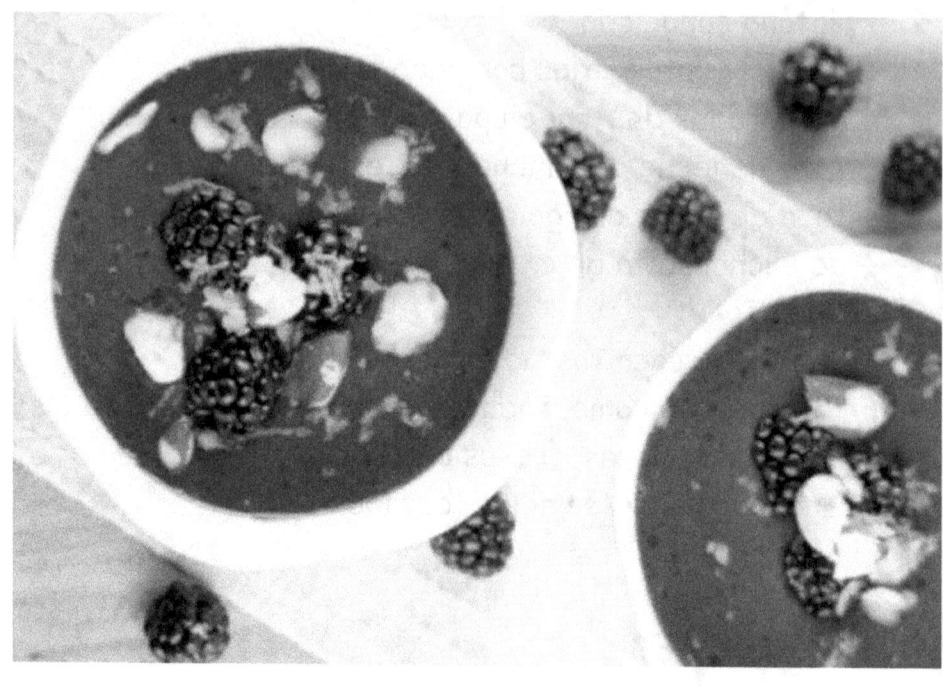

INGREDIENTES:
- ½ taza de nueces de Brasil
- 2 albaricoques remojados
- 1½ tazas de agua
- 1 cucharada de açaí en polvo
- ¼ de taza de moras, congeladas
- 1 pizca de sal

INSTRUCCIONES

a) Mezclar las nueces de Brasil en agua y colar con un colador de alambre.

b) Licue con todos los demás ingredientes.

15. açaí Tazón de bayas con granada

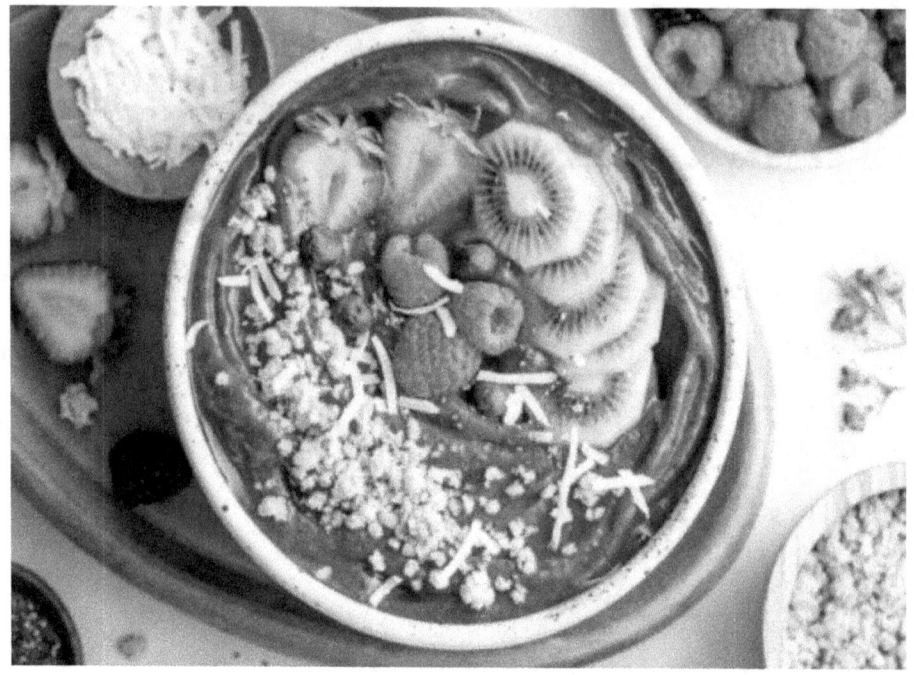

INGREDIENTES:
- 8 onzas de puré de Açaí congelado, descongelado
- 1 taza de frambuesas congeladas
- 1 taza de arándanos congelados
- 1 taza de moras congeladas
- 1 taza de fresas congeladas
- ½ taza de semillas de granada
- 1½ tazas de jugo de granada

INSTRUCCIONES
a) Combine el açaí, las frambuesas, los arándanos, las moras, las fresas y las semillas de granada en un tazón grande. Divida la mezcla en 4 bolsas ziplock para congelar. Congele por hasta un mes, hasta que esté listo para servir.

b) Coloque el contenido de una bolsa en una licuadora, agregue ⅓ de taza generosa de jugo de granada y licue hasta que quede suave. Servir inmediatamente.

16. Tazón de Matcha Verde

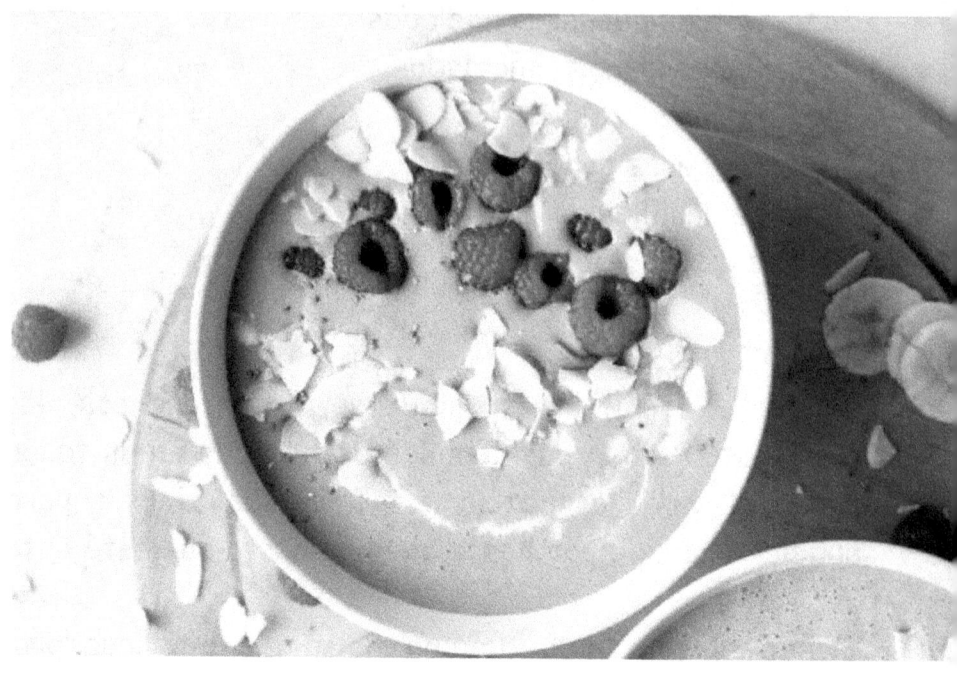

INGREDIENTES:
- 1 plátano congelado
- 1/2 taza de bayas mixtas congeladas
- 1 cucharadita de matcha en polvo
- 1/2 taza de leche de almendras
- Toppings: plátano en rodajas, frutos rojos frescos y granola.

INSTRUCCIONES

a) Licue el plátano congelado, las bayas mixtas congeladas, el matcha en polvo y la leche de almendras en una licuadora hasta que quede suave.

b) Vierte la mezcla en un bol y agrega los toppings.

17. Bowl De Açaí Con Plátano Y Coco

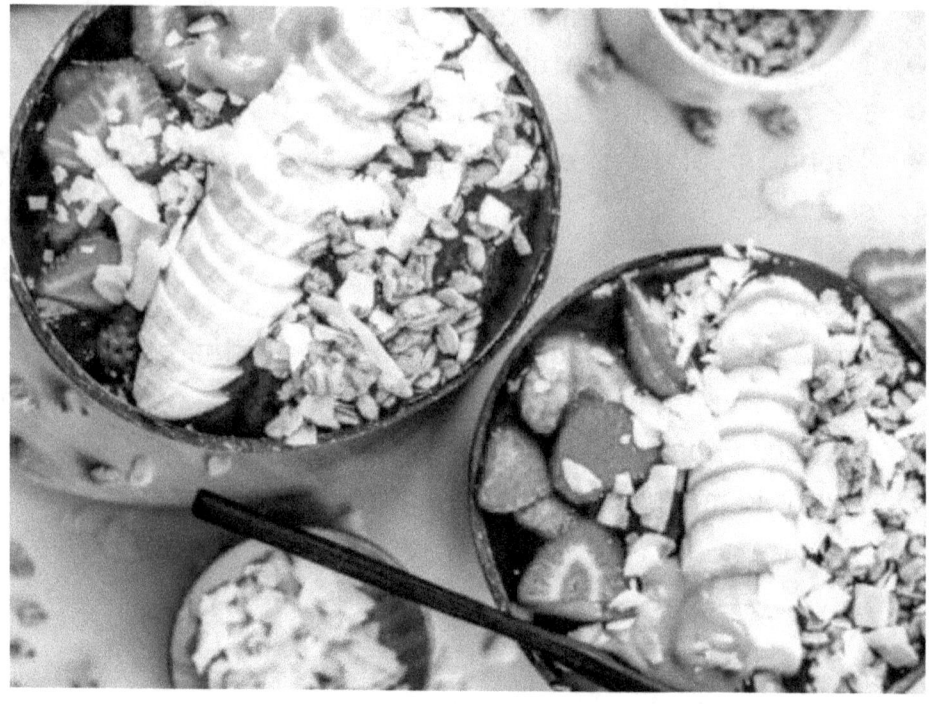

INGREDIENTES:
- ¾ taza de jugo de manzana
- ½ taza de yogur de coco
- 1 plátano
- 2 tazas de bayas mixtas congeladas
- 150 g de Puré de Açaí congelado

Ingredientes:
- fresas
- Banana
- Granola
- Hojuelas de coco
- Mantequilla de maní

INSTRUCCIONES:
a) En tu Licuadora, agrega el jugo de manzana y el yogurt de coco.
b) Agrega el resto de los ingredientes y cierra la tapa. Seleccione la variable 1 y aumente lentamente hasta la variable 10. Utilice el prensador para empujar los ingredientes hacia las cuchillas y mezcle durante 55 segundos o hasta que quede suave y cremoso.

18. Frutero con requesón

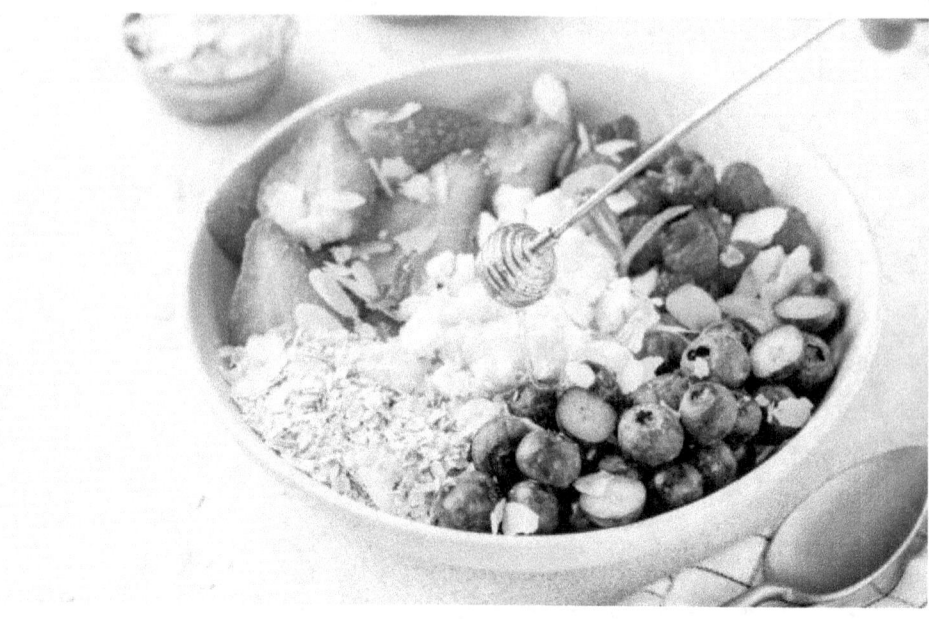

INGREDIENTES:
- 1 taza de requesón
- 1/2 taza de duraznos rebanados
- 1/2 taza de fresas en rodajas
- 1/4 taza de nueces picadas
- 1 cucharada de miel

INSTRUCCIONES

a) Mezclar el requesón y la miel en un bol.
b) Cubra con duraznos en rodajas, fresas en rodajas y nueces picadas.

19. Tazón de batido de coco y bayas

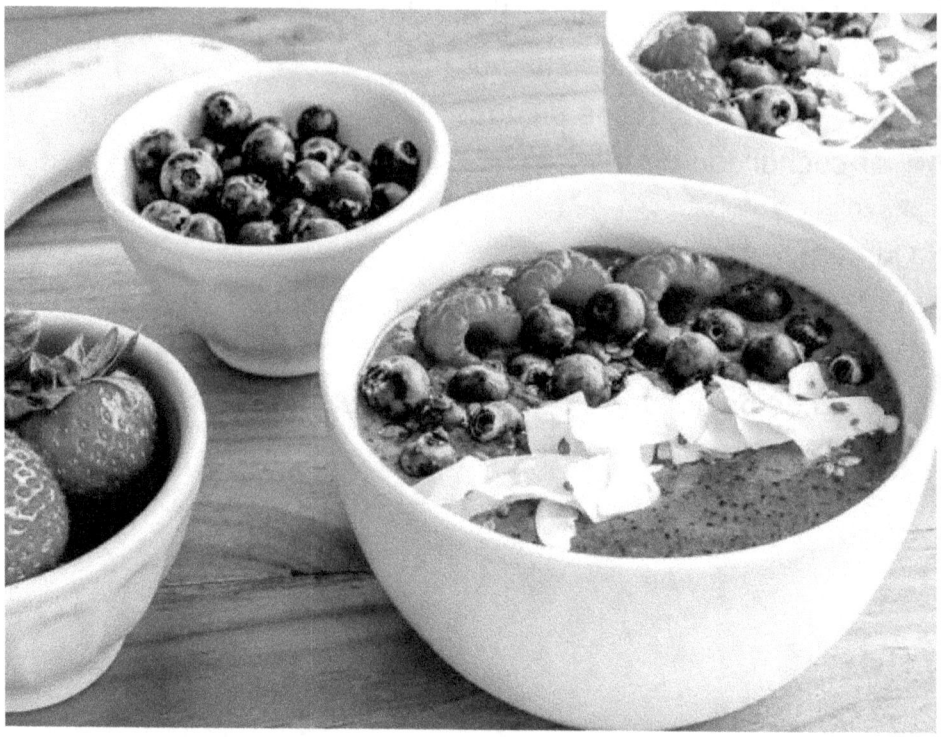

INGREDIENTES:
- 1 taza de bayas mixtas congeladas
- 1/2 taza de leche de coco
- 1 plátano congelado
- 1 cucharada de miel
- Toppings: plátano en rodajas, frutos rojos frescos, coco rallado y granola.

INSTRUCCIONES
a) Licue las bayas mixtas congeladas, la leche de coco, el plátano congelado y la miel en una licuadora hasta que quede suave.
b) Vierte la mezcla en un bol y agrega los toppings.

20. Tazones de calabaza y goji

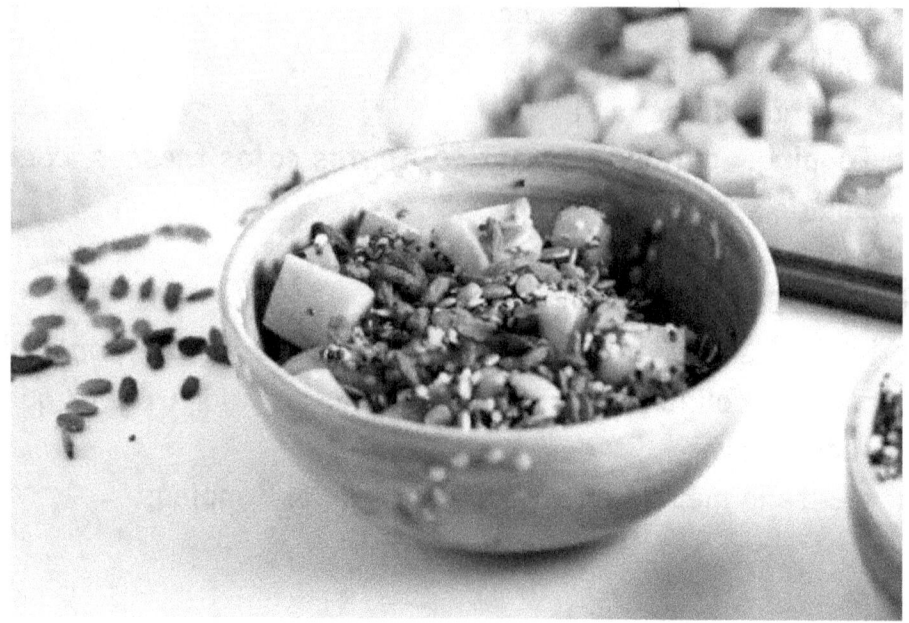

INGREDIENTES:
- 2 calabazas bellotas medianas
- 4 cucharaditas de aceite de coco
- 1 cucharada de jarabe de arce o azúcar moreno
- 1 cucharadita de garam masala
- Sal marina fina
- 2 tazas de yogur griego natural
- Granola
- bayas de Goji
- arilos de granada
- Nueces picadas
- Semillas de calabaza tostadas
- Mantequilla de nueces
- Semillas de cáñamo

INSTRUCCIONES
a) Precalienta el horno a 375°F.
b) Corta la calabaza por la mitad desde el tallo hasta la base. Saque y deseche las semillas. Unte la pulpa de cada mitad con aceite y jarabe de arce y luego espolvoree con garam masala y una pizca de sal marina. Coloque la calabaza en una bandeja para hornear con borde con el lado cortado hacia abajo. Hornee hasta que esté suave, de 35 a 40 minutos.
c) Dale la vuelta a la calabaza y déjala enfriar un poco.
d) Para servir, llene cada mitad de calabaza con yogur y granola. Cubra con bayas de goji, arilos de granada, nueces y semillas de calabaza, rocíe con mantequilla de nueces y espolvoree con semillas de cáñamo.

21. Tazón de yogur con superalimento Goji

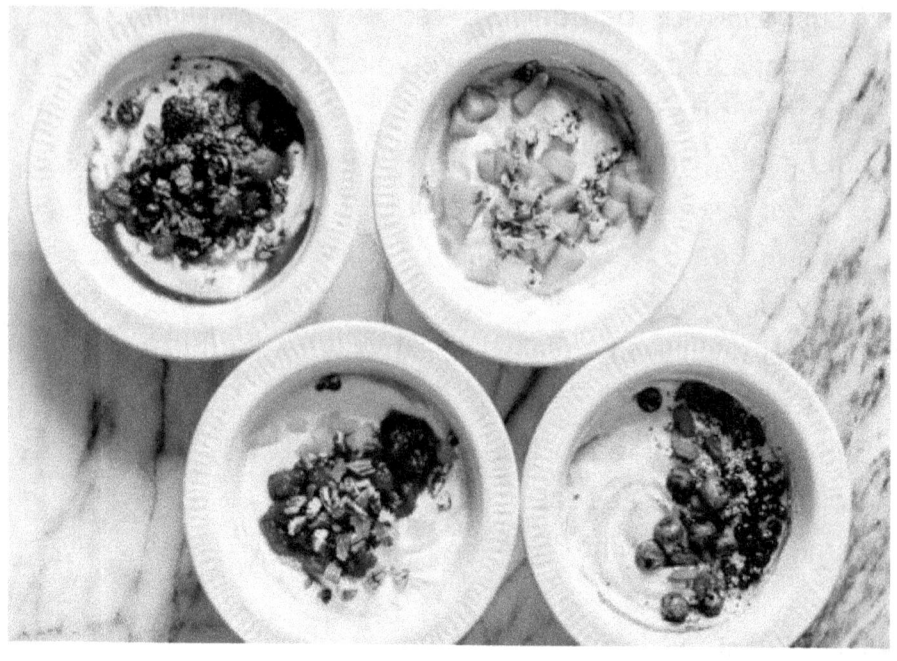

INGREDIENTES:
- 1 taza de yogur griego
- 1 cucharadita de cacao en polvo
- $\frac{1}{2}$ cucharadita de vainilla
- Semillas de granada
- Semillas de cáñamo
- semillas de chia
- bayas de Goji
- arándanos

INSTRUCCIONES
a) Combina todos los ingredientes en un bol.

22. Tazón de batido de bayas de Goji

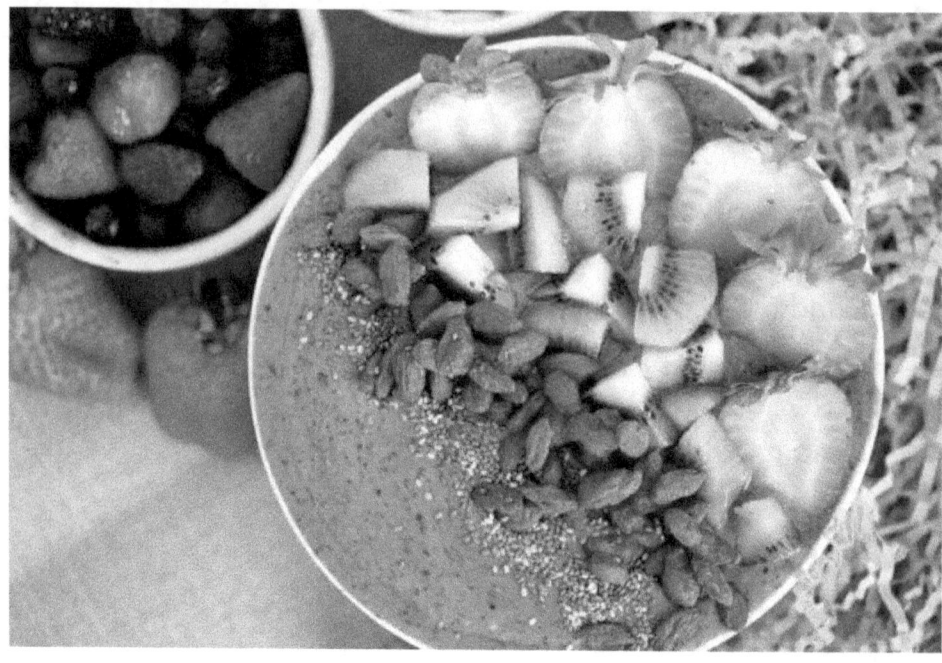

INGREDIENTES:
- 1/2 taza de bayas mixtas congeladas
- 1/2 plátano congelado
- 1/2 taza de leche de almendras
- 1/4 taza de bayas de goji
- Toppings: plátano en rodajas, frutos rojos frescos, coco rallado y granola.

INSTRUCCIONES

a) Licue las bayas mixtas congeladas, el plátano congelado, la leche de almendras y las bayas de goji en una licuadora hasta que quede suave.
b) Vierte la mezcla en un bol y agrega los toppings.

23. Tazón de bayas de coco

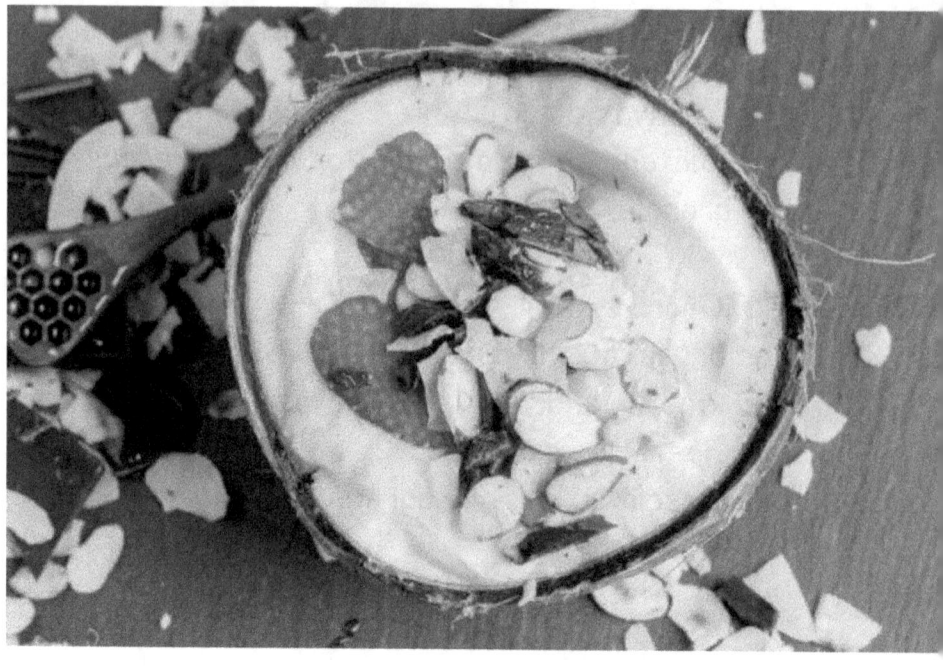

INGREDIENTES:
- 1/2 taza de bayas mixtas congeladas
- 1/2 taza de leche de coco
- 1/2 plátano congelado
- 1 cucharada de mantequilla de almendras
- Toppings: plátano en rodajas, frutos rojos frescos, coco rallado y granola.

INSTRUCCIONES

a) Licue las bayas mixtas congeladas, la leche de coco, el plátano congelado y la mantequilla de almendras en una licuadora hasta que quede suave.

b) Vierte la mezcla en un bol y agrega los toppings.

24. Cuenco de bayas de Buda

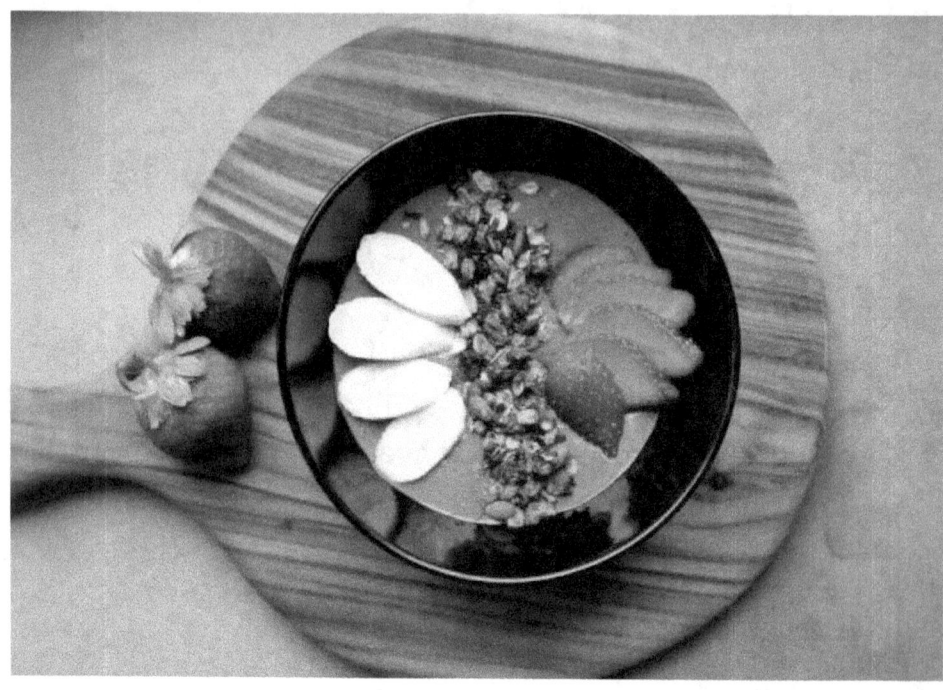

INGREDIENTES:
- 1/2 taza de bayas mixtas congeladas
- 1/2 plátano congelado
- 1/2 taza de yogur griego
- 1/4 taza de granola
- Toppings: plátano en rodajas, frutos rojos frescos y coco rallado.

INSTRUCCIONES

a) Mezcle las bayas mixtas congeladas, el plátano congelado, el yogur griego y la granola en un tazón.
b) Cubra con plátano en rodajas, bayas frescas y coco rallado.

25. Tazón de yogur de bayas de Goji

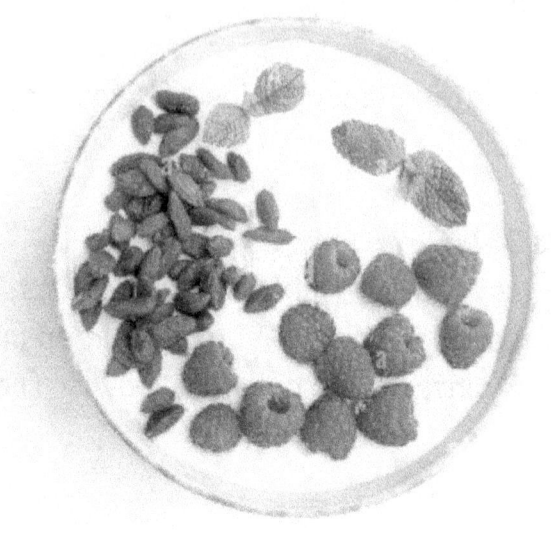

INGREDIENTES:
- 1 taza de yogur griego
- 1/4 taza de bayas de goji
- 1/4 taza de granola
- 1 cucharada de miel
- Toppings: plátano en rodajas y frutos rojos frescos.

INSTRUCCIONES
a) Mezcle el yogur griego, las bayas de goji, la granola y la miel en un bol.
b) Cubra con plátano en rodajas y bayas frescas.

26. Tazón de melocotón y coco

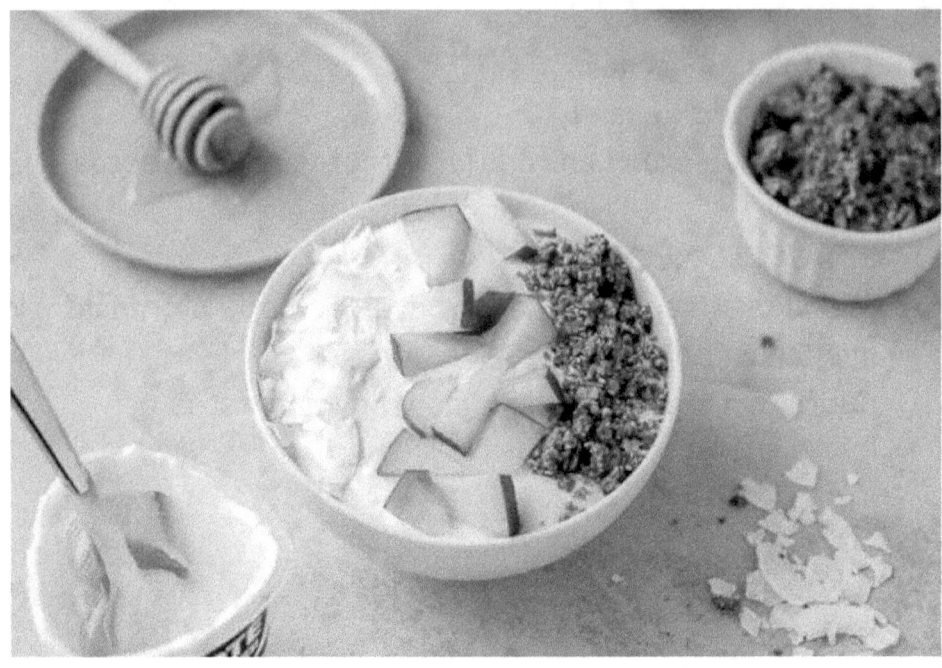

INGREDIENTES:
- 1/2 taza de duraznos congelados
- 1/2 taza de leche de coco
- 1/2 plátano congelado
- 1 cucharada de nueces de macadamia
- Toppings: plátano en rodajas, rodajas de durazno fresco, coco rallado y granola.

INSTRUCCIONES
a) Licue los duraznos congelados, la leche de coco, el plátano congelado y las nueces de macadamia en una licuadora hasta que quede suave.
b) Vierte la mezcla en un bol y agrega los toppings.

27. Cuenco de chocolate de Buda

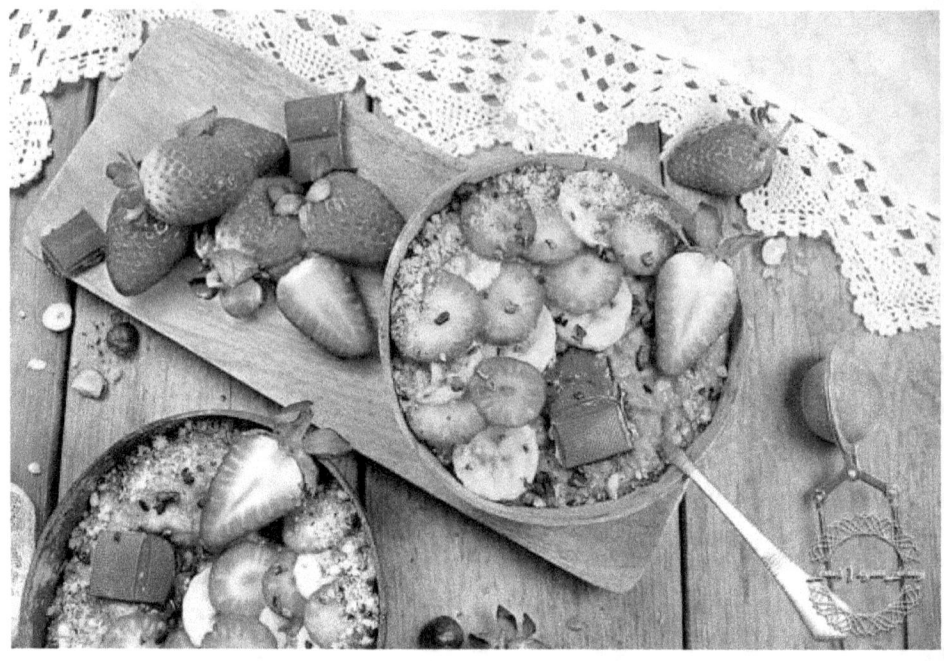

INGREDIENTES:
- 1/2 taza de bayas mixtas congeladas
- 1/2 plátano congelado
- 1/2 taza de leche de almendras
- 1 cucharada de cacao en polvo
- Toppings: plátano en rodajas, frutos rojos frescos y granola.

INSTRUCCIONES
a) Licue las bayas mixtas congeladas, el plátano congelado, la leche de almendras y el cacao en polvo en una licuadora hasta que quede suave.
b) Vierte la mezcla en un bol y agrega los toppings.

28. Tazón de pudín de chía y bayas de Goji

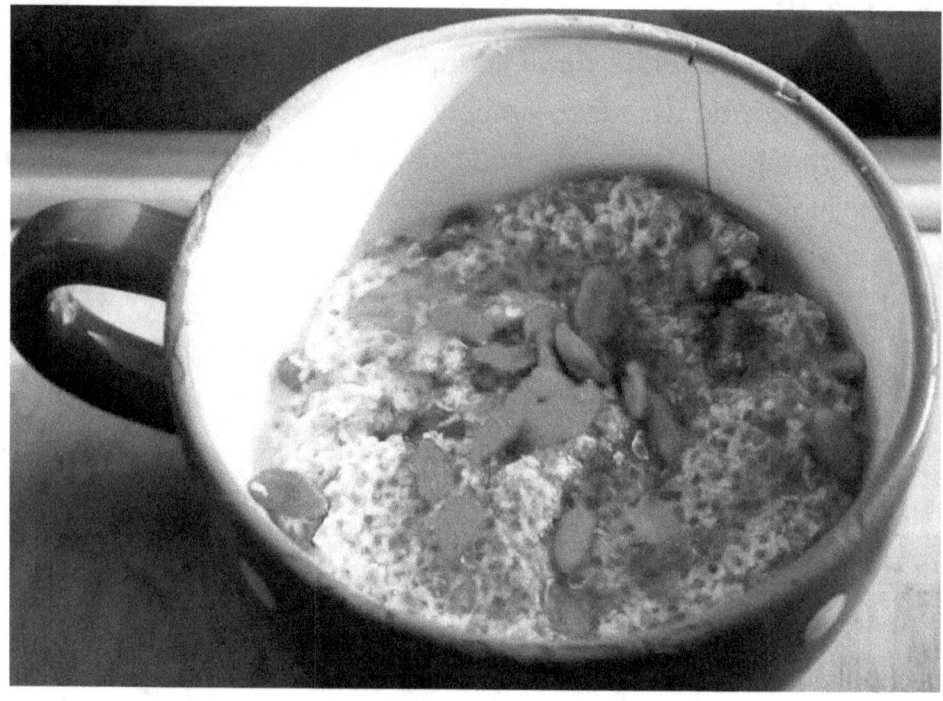

INGREDIENTES:
- 1/2 taza de semillas de chía
- 1 1/2 tazas de leche de almendras
- 1/4 taza de bayas de goji
- 1 cucharada de miel
- Toppings: plátano en rodajas y frutos rojos frescos.

INSTRUCCIONES

a) Mezcla las semillas de chía, la leche de almendras, las bayas de goji y la miel en un bol. Deje reposar en el frigorífico durante al menos 1 hora o toda la noche.

b) Cubra con plátano en rodajas y bayas frescas.

29. Tazón de plátano y pitaya

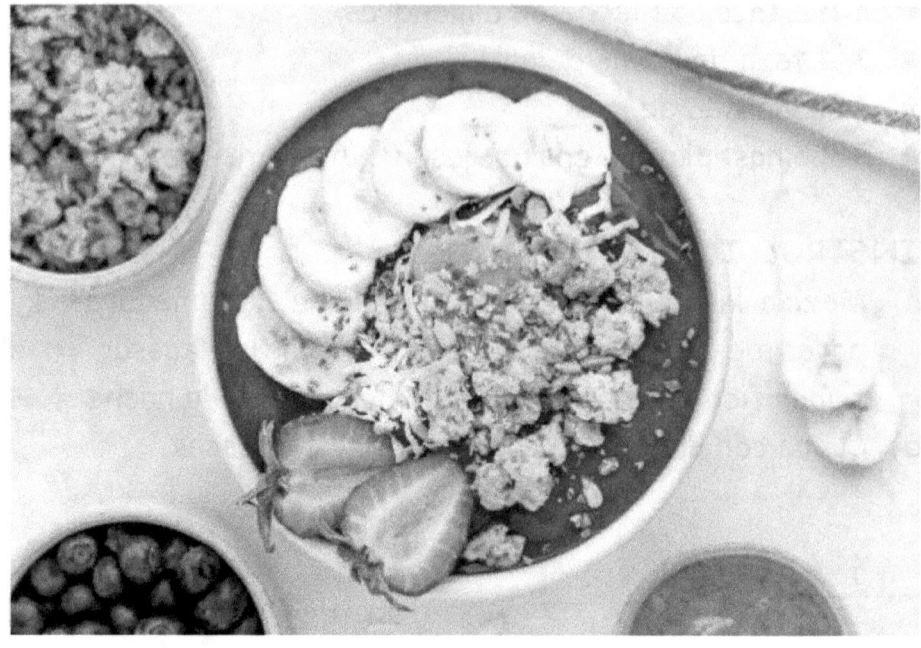

INGREDIENTES:
- 1 paquete de pitaya congelada
- 1 plátano congelado
- 1/2 taza de leche de coco
- 1 cucharada de miel
- Toppings: plátano en rodajas, granola y coco rallado.

INSTRUCCIONES
a) Licue el paquete de pitaya congelado, el plátano congelado, la leche de coco y la miel en una licuadora hasta que quede suave.
b) Vierte la mezcla en un bol y agrega los toppings.

30. Tazón de piña y coco

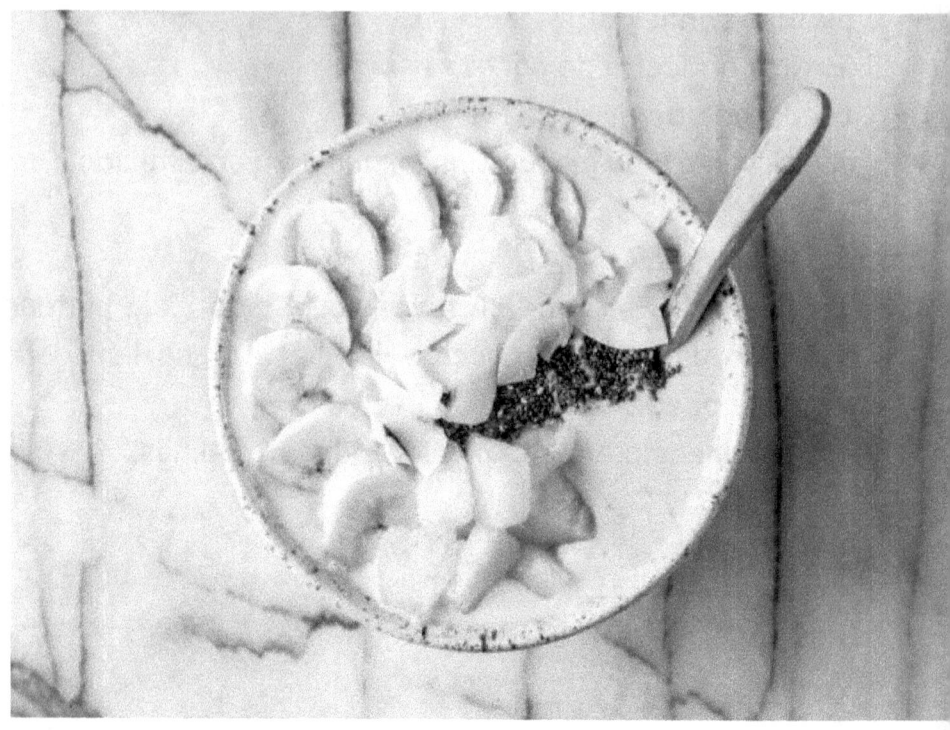

INGREDIENTES:
- 1/2 taza de piña congelada
- 1/2 taza de leche de coco
- 1/2 plátano congelado
- 1 cucharada de semillas de chía
- Toppings: plátano en rodajas, trozos de piña fresca, coco rallado y granola.

INSTRUCCIONES

a) Licue la piña congelada, la leche de coco, el plátano congelado y las semillas de chía en una licuadora hasta que quede suave.

b) Vierte la mezcla en un bol y agrega los toppings.

31. Tazón de yogur de fruta del dragón y granola

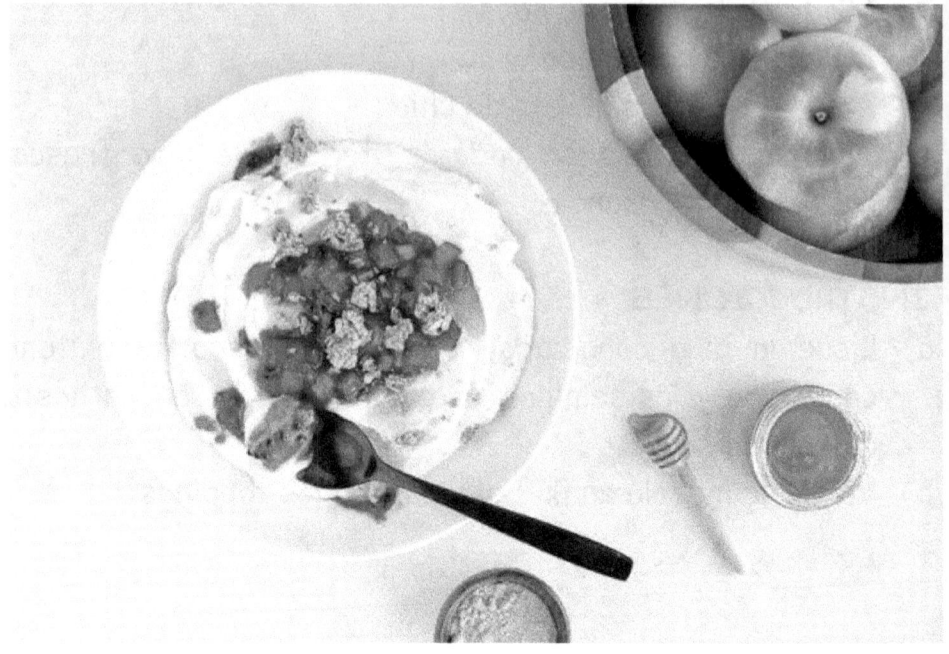

INGREDIENTES:
- 1 fruta del dragón
- 1 taza de yogur griego
- 1/2 taza de granola
- 1 cucharada de miel

INSTRUCCIONES
a) Corta la fruta del dragón por la mitad y saca la pulpa.
b) En un bol mezcla el yogur griego y la miel.
c) En un recipiente aparte, coloque capas de pulpa de pitahaya, la mezcla de yogur griego y granola.
d) Repita las capas hasta que se utilicen todos los ingredientes.
e) Servir frío.

32. Ensalada de fruta del dragón y kiwi

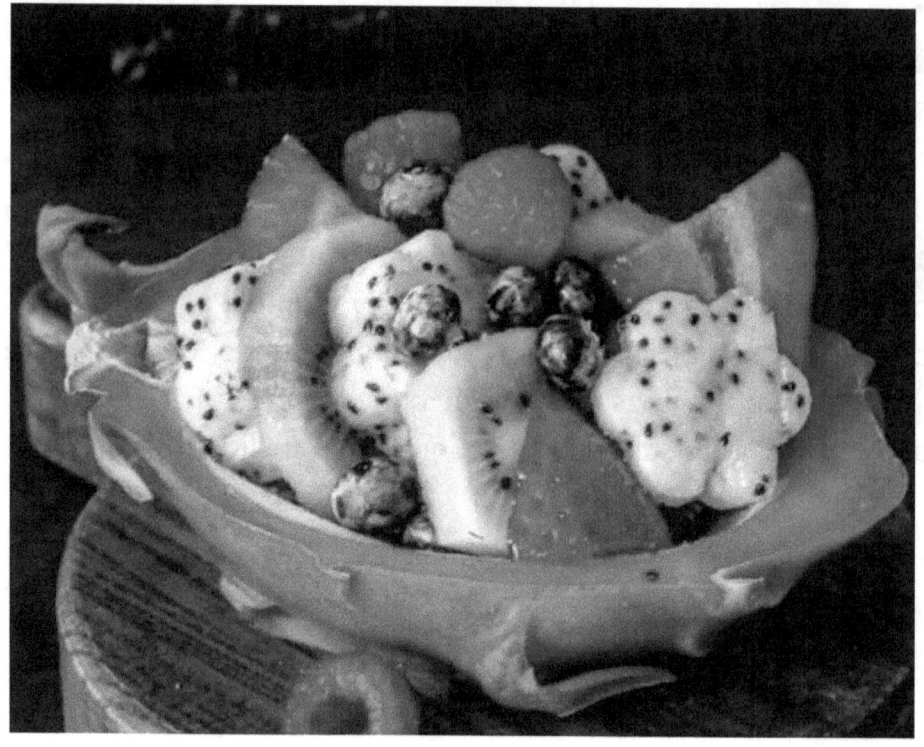

INGREDIENTES:
- 1 fruta del dragón, cortada por la mitad, sacada y cortada en cubitos
- 1 kiwi, pelado y cortado en rodajas
- ½ taza de arándanos
- ½ taza de frambuesas
- ½ taza de fresas

INSTRUCCIONES
a) Saque con cuidado la pulpa de la fruta del dragón con una cuchara, dejando la cáscara intacta para usarla como tazón para servir.
b) Corta en dados la pitahaya, los kiwis y las fresas.
c) Mezclar y colocar nuevamente en la cáscara de pitaya a modo de tazón.

33. Tazón de bayas de pitaya

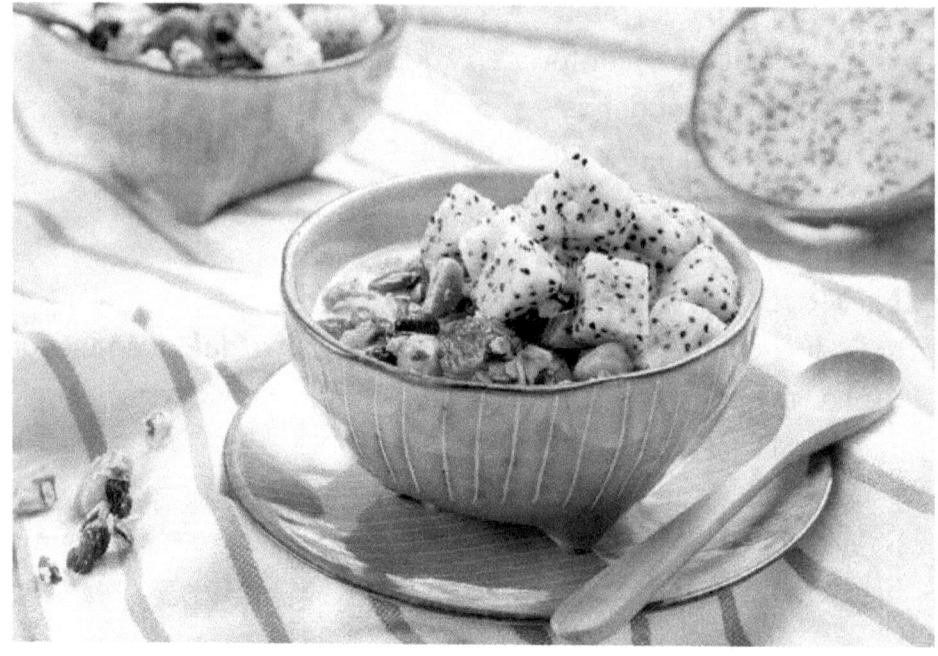

INGREDIENTES:
- 1 paquete de pitaya congelada
- 1/2 taza de bayas mixtas congeladas
- 1/2 plátano congelado
- 1/2 taza de leche de almendras
- Toppings: frutos rojos frescos, plátano en rodajas, granola y coco rallado.

INSTRUCCIONES

a) Licue el paquete de pitaya congelado, las bayas mixtas congeladas, el plátano congelado y la leche de almendras en una licuadora hasta que quede suave.

b) Vierte la mezcla en un bol y agrega los toppings.

34. Tazón de pitaya verde

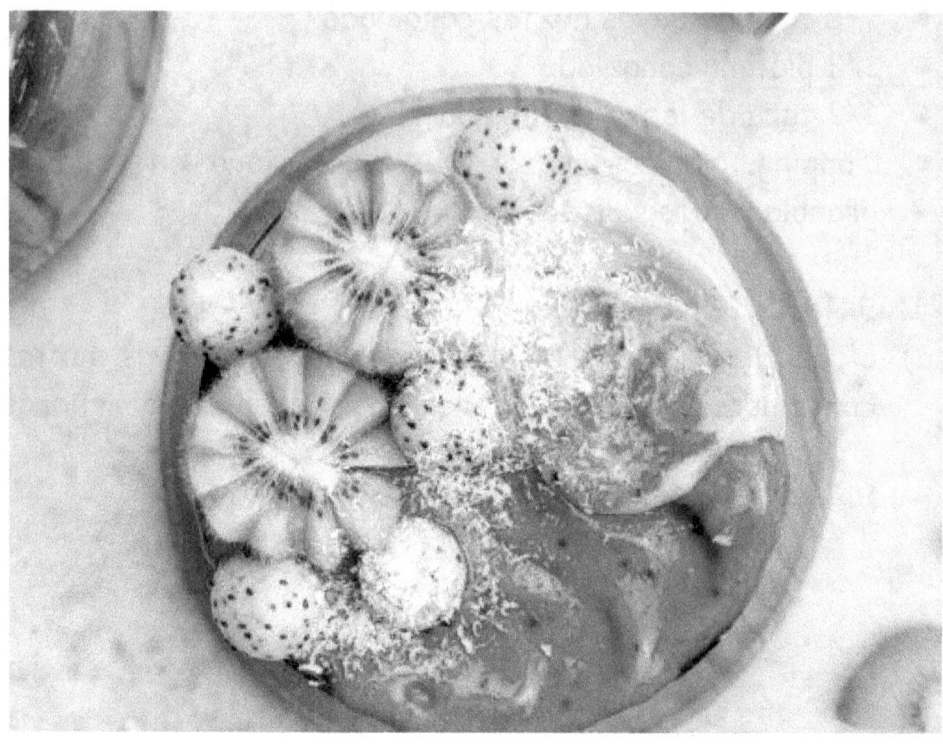

INGREDIENTES:
- 1 paquete de pitaya congelada
- 1/2 plátano congelado
- 1/2 taza de piña congelada
- 1/2 taza de espinacas
- 1/2 taza de agua de coco
- Toppings: plátano en rodajas, frutos rojos frescos, granola y coco rallado.

INSTRUCCIONES

a) Licue el paquete de pitaya congelado, el plátano congelado, la piña congelada, las espinacas y el agua de coco en una licuadora hasta que quede suave.
b) Vierte la mezcla en un bol y agrega los toppings.

35. Tazón de aguacate verde

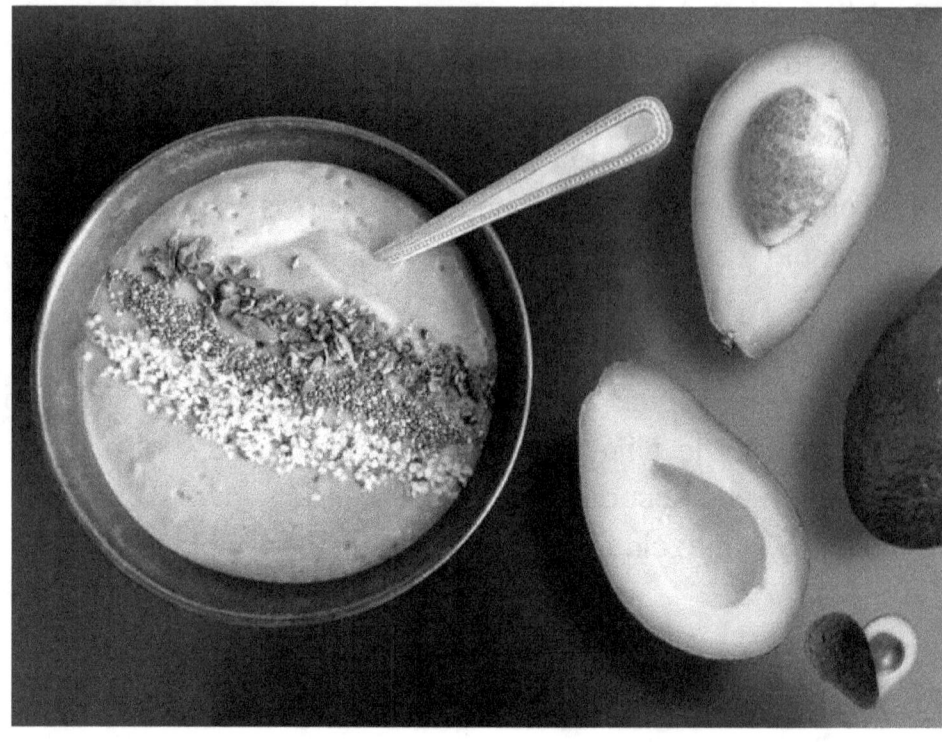

INGREDIENTES:

- 1/2 aguacate
- 1/2 taza de piña congelada
- 1/2 taza de espinacas
- 1/2 taza de agua de coco
- Toppings: plátano en rodajas, frutos rojos frescos y granola.

INSTRUCCIONES

a) Licue el aguacate, la piña congelada, las espinacas y el agua de coco en una licuadora hasta que quede suave.
b) Vierte la mezcla en un bol y agrega los toppings.

36. Tazón de papaya y coco

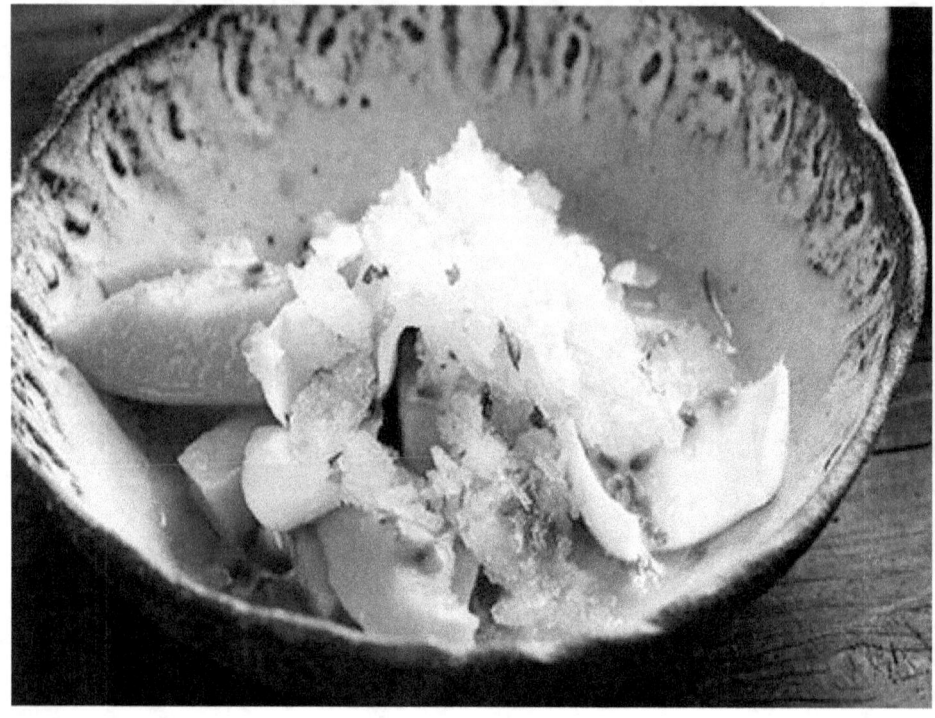

INGREDIENTES:
- 1/2 taza de papaya congelada
- 1/2 taza de leche de coco
- 1/2 plátano congelado
- 1 cucharada de semillas de chía
- Toppings: plátano en rodajas, trozos de papaya fresca, coco rallado y granola.

INSTRUCCIONES

a) Licue la papaya congelada, la leche de coco, el plátano congelado y las semillas de chía en una licuadora hasta que quede suave.
b) Vierte la mezcla en un bol y agrega los toppings.

37. Cuenco tropical de Buda

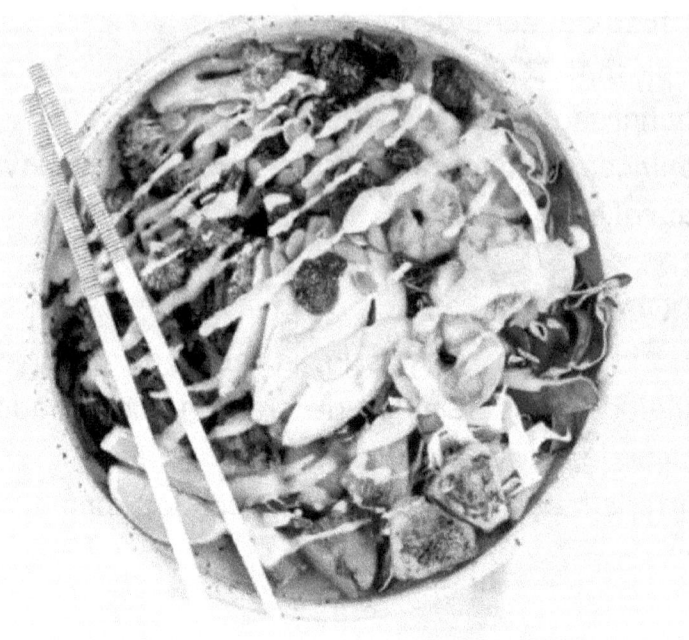

INGREDIENTES:
- 1/2 taza de frutas tropicales mixtas congeladas
- 1/2 plátano congelado
- 1/2 taza de agua de coco
- 1 cucharada de semillas de chía
- Toppings: plátano en rodajas, frutos rojos frescos y granola.

INSTRUCCIONES
a) Licue la mezcla de frutas tropicales congeladas, el plátano congelado, el agua de coco y las semillas de chía en una licuadora hasta que quede suave.
b) Vierte la mezcla en un bol y agrega los toppings.

38. Tazón de mantequilla de maní de Buda

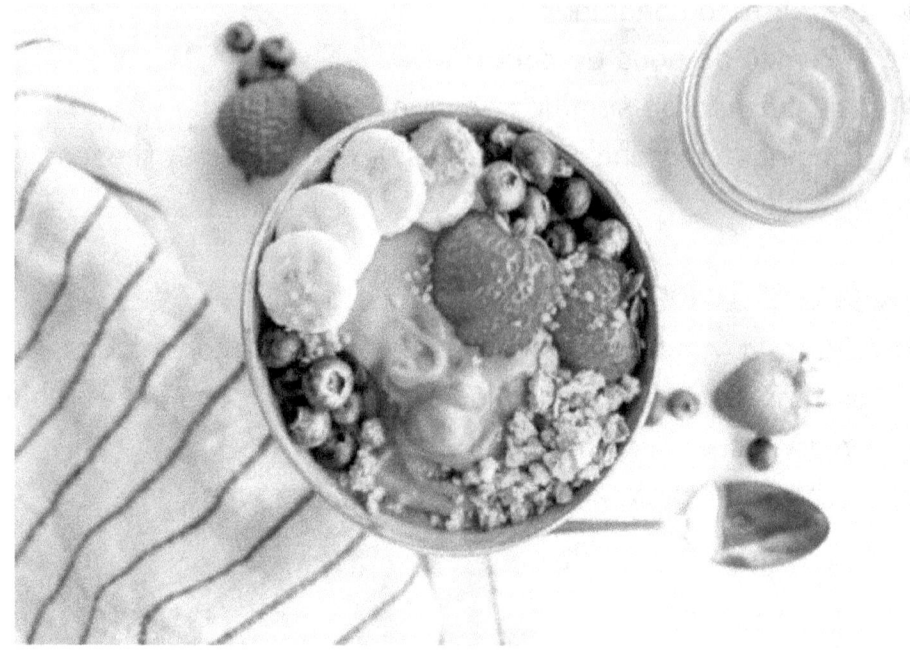

INGREDIENTES:
- 1/2 taza de yogur griego
- 1/4 taza de mantequilla de maní
- 1/2 plátano congelado
- 1/4 taza de granola
- Toppings: plátano en rodajas y frutos rojos frescos.

INSTRUCCIONES

a) Mezcle el yogur griego, la mantequilla de maní, el plátano congelado y la granola en un bol.
b) Cubra con plátano en rodajas y bayas frescas.

39. Tazón de mango y coco

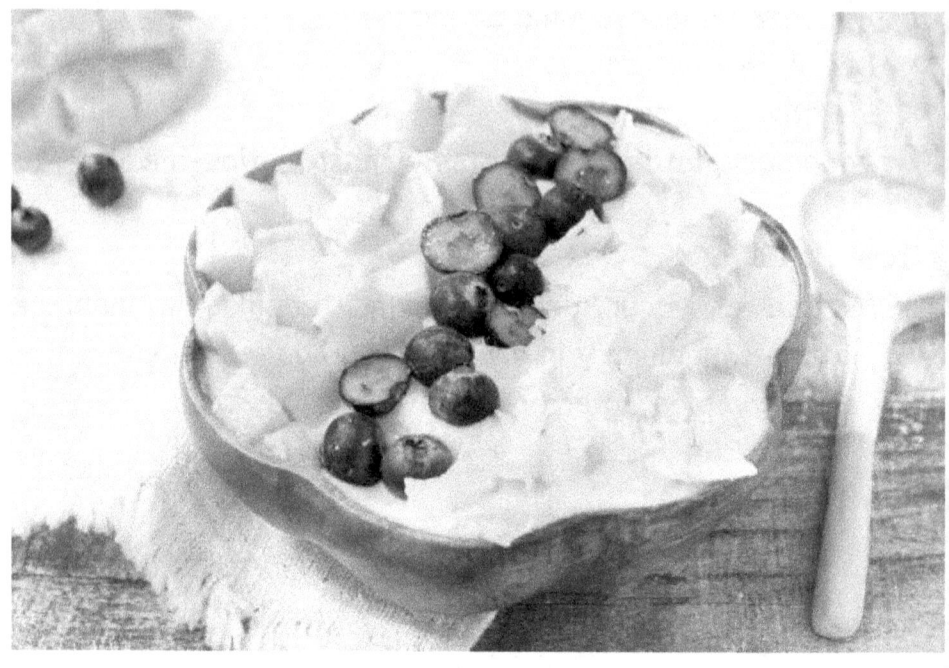

INGREDIENTES:
- 1/2 taza de mango congelado
- 1/2 taza de leche de coco
- 1/2 plátano congelado
- 1 cucharada de semillas de cáñamo
- Toppings: plátano en rodajas, trozos de mango fresco, coco rallado y granola.

INSTRUCCIONES
a) Licue el mango congelado, la leche de coco, el plátano congelado y las semillas de cáñamo en una licuadora hasta que quede suave.
b) Vierte la mezcla en un bol y agrega los toppings.

40. Tazones de desayuno Farro con tarta de manzana

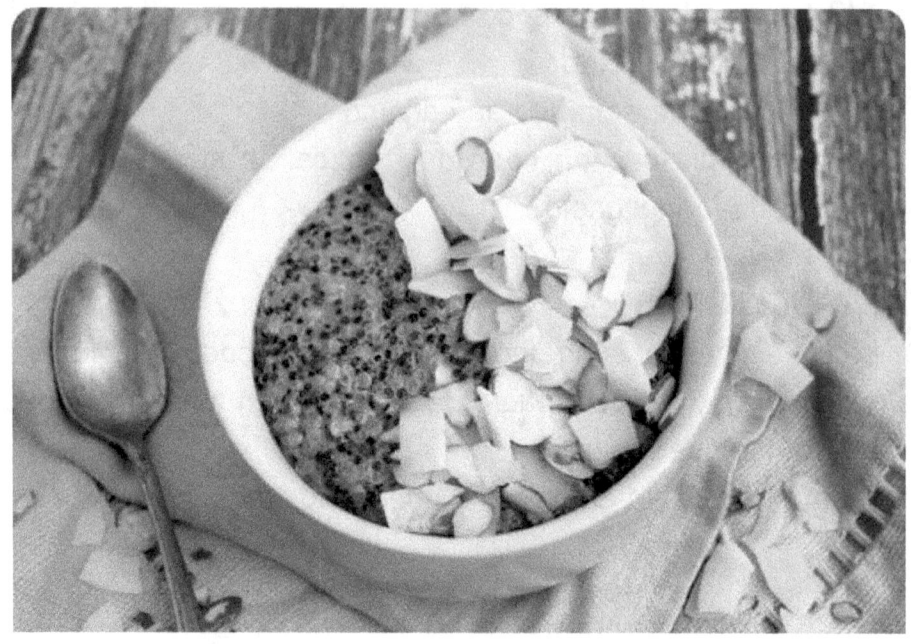

INGREDIENTES:

- 2 manzanas, picadas, divididas
- 1 taza (165 g) de farro perlado
- 4 tazas (940 ml) de agua
- 1½ tazas (355 ml) de leche (láctea o no láctea)
- 1 cucharadita (2 g) de canela molida
- ½ cucharadita de jengibre molido
- ⅛ cucharadita de pimienta de Jamaica
- Sal marina fina
- 2 cucharadas (30 ml) de jarabe de arce, miel o agave
- ½ cucharadita de extracto de vainilla
- Nueces tostadas
- Pasas
- Semillas de calabaza tostadas
- Semillas de cáñamo

INSTRUCCIONES

a) Agrega una de las manzanas picadas, junto con el farro, el agua, la leche, la canela, el jengibre, la pimienta de Jamaica y una pizca de sal en una cacerola mediana y revuelve. Llevar a ebullición. Reduzca el fuego a bajo, cubra y cocine a fuego lento, revolviendo ocasionalmente, hasta que estén tiernos, de 30 a 35 minutos. No se absorberá todo el líquido. Retire del fuego, agregue el jarabe de arce, la miel o el agave y la vainilla, luego cubra y cocine al vapor durante 5 minutos.

b) Para servir, divida el farro en tazones. Agregue la manzana restante y cubra con nueces, pasas, semillas de calabaza y semillas de cáñamo.

41. Tazones de tabulé de granada y freekeh

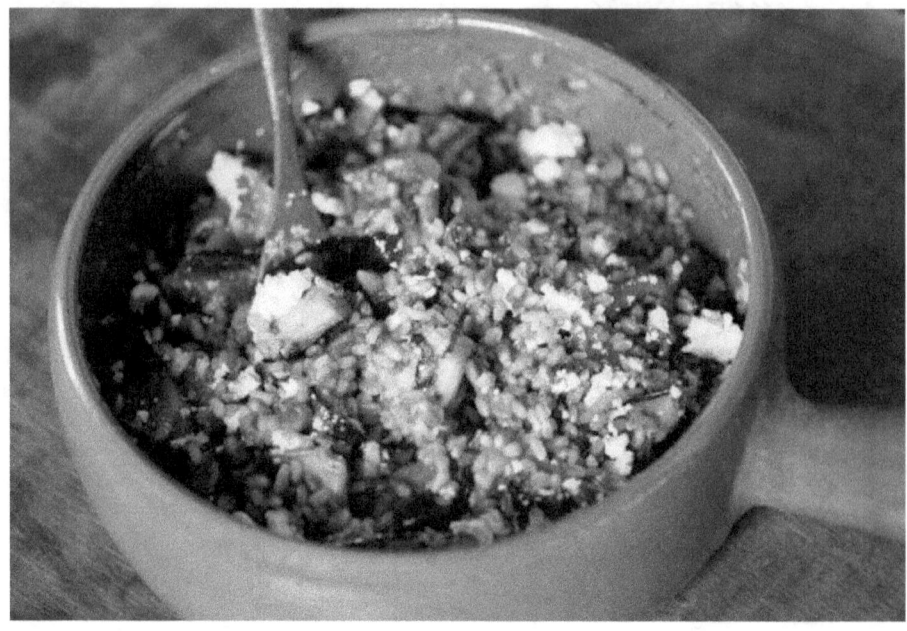

INGREDIENTES:
- ¾ de taza (125 g) de freekeh partido
- 2 tazas (470 ml) de agua
- Sal marina fina y pimienta negra recién molida
- 1 manzana crujiente, sin corazón y cortada en cubitos, cantidad dividida
- 1 taza (120 g) de arilos de granada
- ½ taza (24 g) de menta fresca picada
- 1 cucharada (15 ml) de aceite de oliva virgen extra
- 1½ cucharadas (23 ml) de agua de azahar
- 2 tazas (480 g) de yogur griego natural
- Almendras tostadas sin sal, picadas

INSTRUCCIONES

a) Combina el freekeh, el agua y una pizca de sal en una cacerola mediana. Llevar a ebullición, luego reducir el fuego a bajo y cocinar a fuego lento durante 15 minutos, revolviendo ocasionalmente, hasta que se haya absorbido todo el líquido y el freekeh esté tierno. Retirar del fuego, tapar y cocinar al vapor durante unos 5 minutos. Transfiera el freekeh a un bol y déjelo enfriar por completo.

b) Agregue la mitad de la manzana y la granada, la menta, el aceite de oliva y un par de pimienta molida al freekeh y revuelva bien para combinar.

c) Agrega el agua de azahar al yogur hasta que esté bien combinado.

d) Para servir, divida el freekeh en tazones. Cubra con el yogur con aroma a naranja, la manzana restante y las almendras.

42. Tazones de papaya con vitamina C

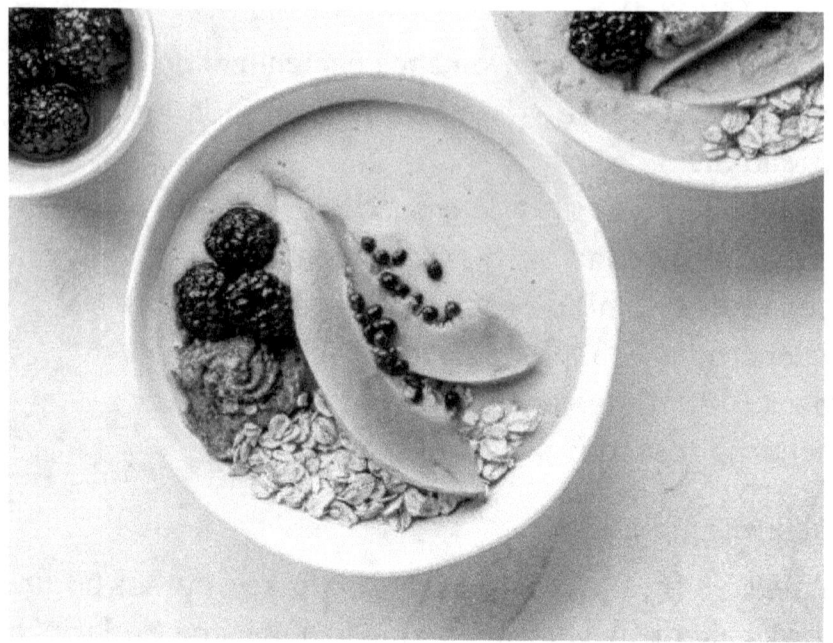

INGREDIENTES:
- 4 cucharadas (40 g) de amaranto, cantidad dividida
- 2 papayas maduras pequeñas (aproximadamente 1 libra o 455 g cada una)
- 2 tazas (480 g) de yogur de coco
- 2 kiwis, pelados y cortados en cubitos
- 1 pomelo rosado grande, pelado y segmentado
- 1 naranja ombligo grande, pelada y segmentada
- Semillas de cáñamo
- Semillas de sésamo negro

INSTRUCCIONES
a) Calienta una cacerola alta y ancha a fuego medio-alto durante varios minutos. Comprueba si la sartén está lo suficientemente caliente añadiendo unos granos de amaranto. Deberían temblar y explotar en unos segundos. Si no, calienta la sartén un minuto más y prueba nuevamente. Cuando la sartén esté lo suficientemente caliente, agrega 1 cucharada (10 g) de amaranto. Los granos deberían comenzar a reventar en unos segundos. Tapa la olla y agita de vez en cuando, hasta que revienten todos los granos. Vierte el amaranto reventado en un bol y repite con el amaranto restante, 1 cucharada (10 g) cada hora.

b) Corta las papayas por la mitad a lo largo, desde el tallo hasta la cola, luego retira y desecha las semillas. Llene cada mitad con amaranto reventado y yogur de coco. Cubra con kiwi, pomelo y gajos de naranja y espolvoree con semillas de cáñamo y sésamo.

43. Tazón de avena y bayas de Goji

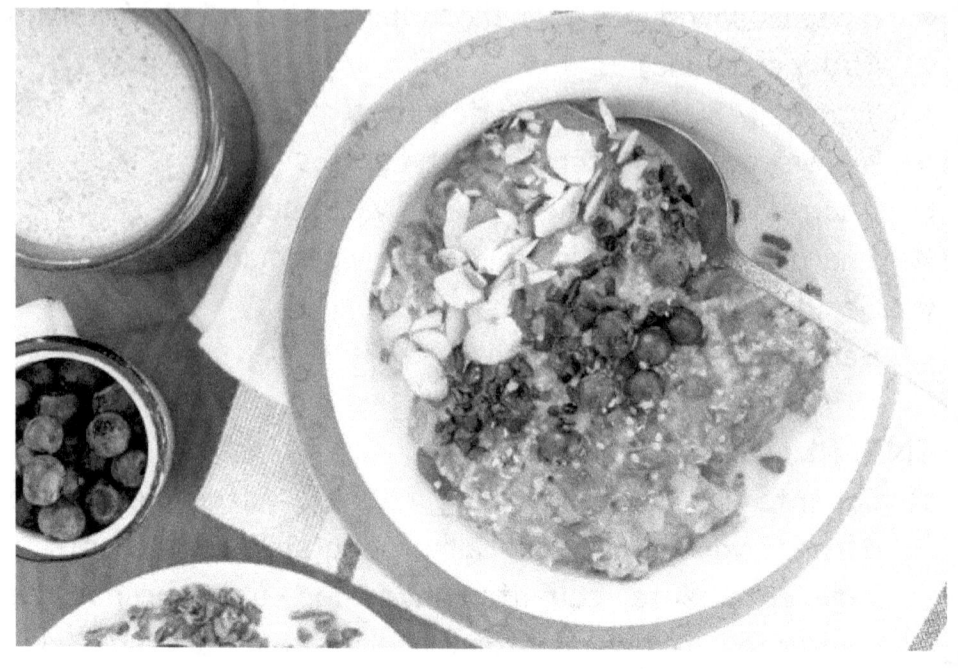

INGREDIENTES:
- 1 taza de avena cocida
- 1/4 taza de bayas de goji
- 1 cucharada de semillas de chía
- 1 cucharada de miel
- Toppings: plátano en rodajas y frutos rojos frescos.

INSTRUCCIONES
a) Mezcle la avena cocida, las bayas de goji, las semillas de chía y la miel en un bol.
b) Cubra con plátano en rodajas y bayas frescas.

44. Tazón de Açaí Verde con Frutas y Bayas

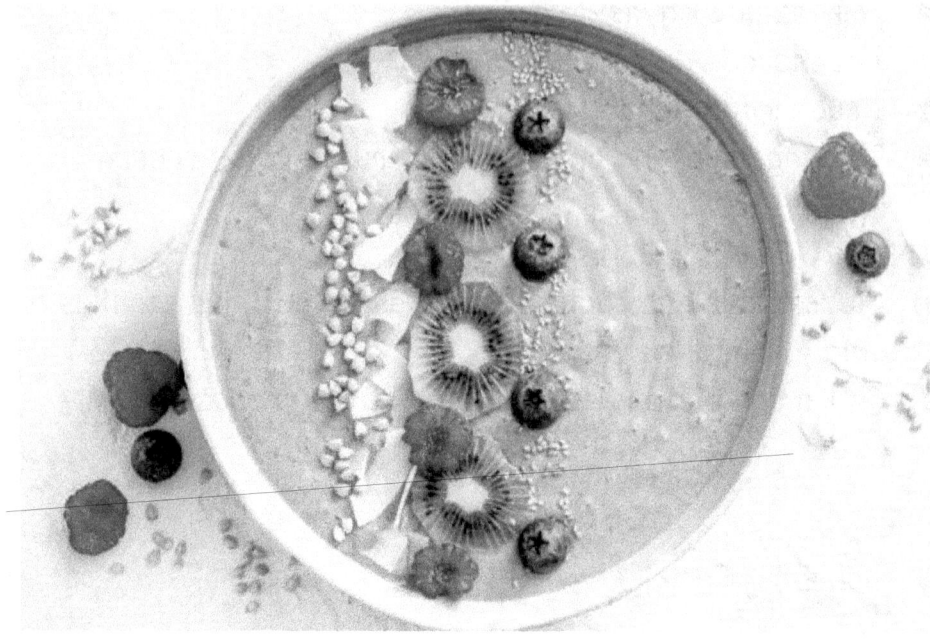

INGREDIENTES:
- ½ Puré de Açaí
- ⅛ taza de leche de cáñamo con chocolate
- ½ Plátano
- 2 cucharadas de proteína de cáñamo en polvo
- 1 cucharadita de maca
- Ingredientes: fruta fresca de temporada, semillas de cáñamo, plátano fresco y bayas doradas. moras blancas, bayas de goji, kiwi

INSTRUCCIONES

a) Pon todo en la licuadora, licúa hasta que esté muy espeso (agrega más líquido si es necesario) y luego viértelo en un tazón.

b) ¡Cubra con fruta y cualquier otra cosa que desee!

45. Cuenco verde de Buda

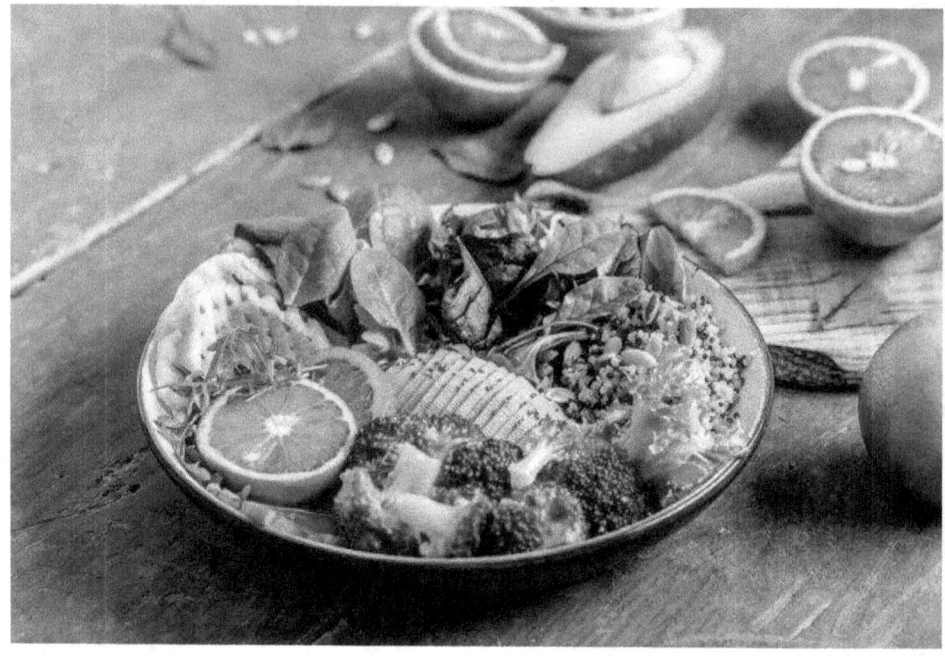

INGREDIENTES:
- 1/2 taza de piña congelada
- 1/2 plátano congelado
- 1/2 taza de espinacas
- 1/2 taza de leche de almendras
- 1 cucharada de miel
- Toppings: plátano en rodajas, frutos rojos frescos y granola.

INSTRUCCIONES

a) Licue la piña congelada, el plátano congelado, las espinacas, la leche de almendras y la miel en una licuadora hasta que quede suave.

b) Vierte la mezcla en un bol y agrega los toppings.

46. Frutero Green Power

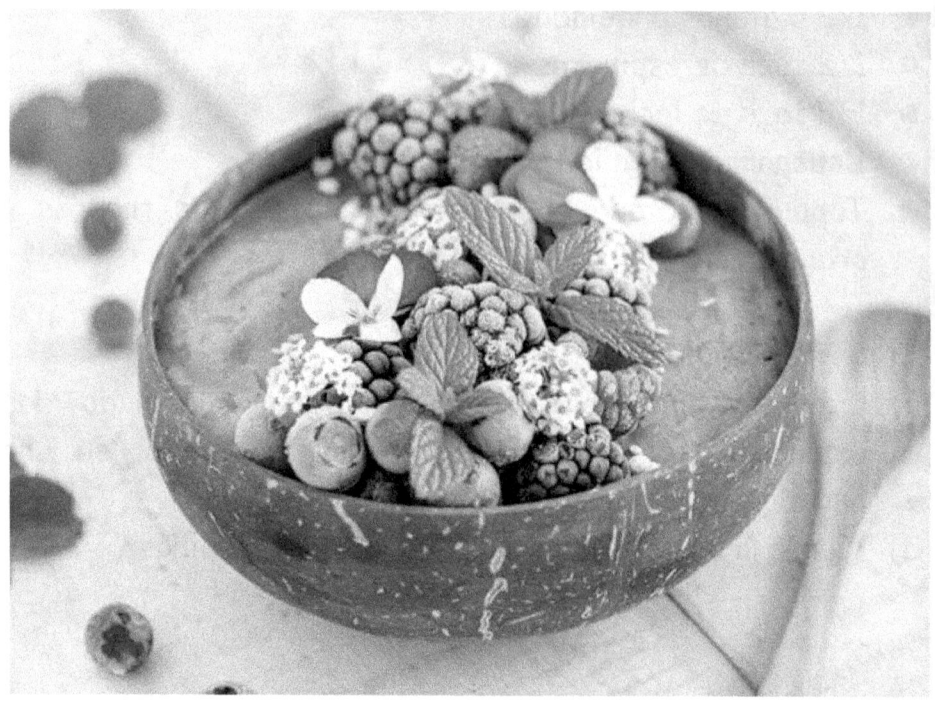

INGREDIENTES:
- 1/2 taza de frutas tropicales mixtas congeladas
- 1/2 plátano congelado
- 1/2 taza de col rizada
- 1/2 taza de agua de coco
- Toppings: plátano en rodajas, frutos rojos frescos y granola.

INSTRUCCIONES

a) Licue la mezcla de frutas tropicales congeladas, el plátano congelado, la col rizada y el agua de coco en una licuadora hasta que quede suave.

b) Vierte la mezcla en un bol y agrega los toppings.

47. Tazón de plátano y mantequilla de maní

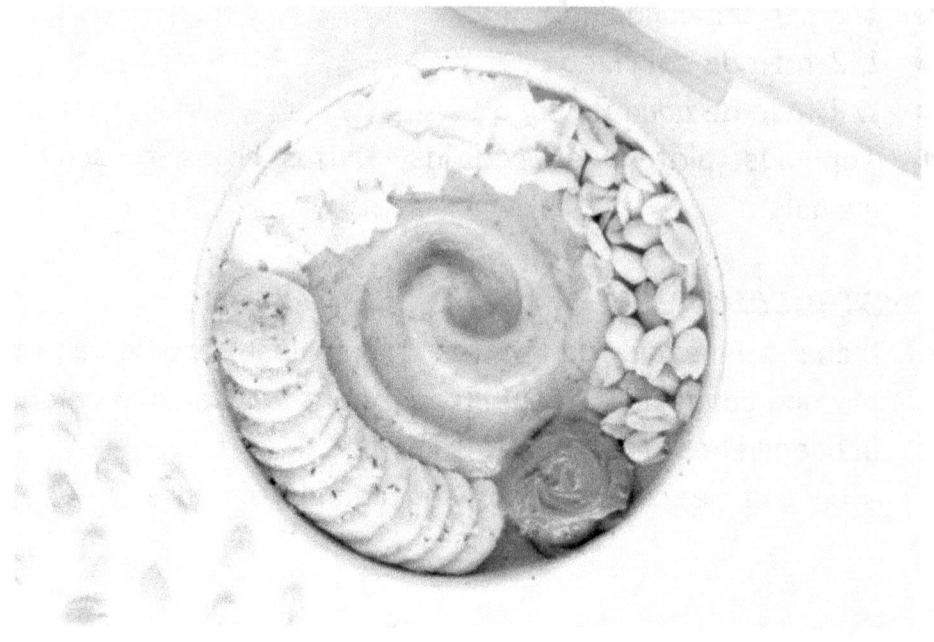

INGREDIENTES:
- 1 plátano, en rodajas
- 1/4 taza de mantequilla de maní
- 1/4 taza de maní picado
- 1 cucharada de miel
- 1/4 taza de granola

INSTRUCCIONES
a) Coloca las rodajas de plátano en un bol.
b) Calienta la mantequilla de maní en el microondas durante 10 segundos para que sea más fácil rociarla.
c) Rocíe la mantequilla de maní sobre los plátanos y luego cubra con maní picado, miel y granola.

48. Tazón de proteína de chocolate

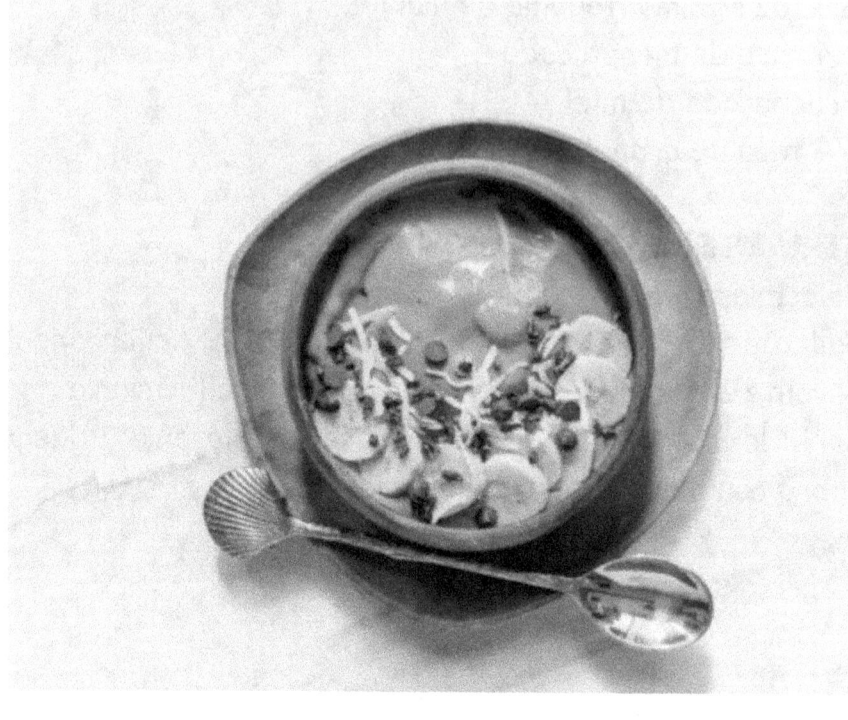

INGREDIENTES:
- 1 cucharada de proteína de chocolate en polvo
- 1 taza de leche de almendras
- 1 plátano, en rodajas
- 1 cucharada de semillas de chía
- Toppings: almendras fileteadas y coco rallado

INSTRUCCIONES
a) Mezclar la proteína en polvo y la leche de almendras en un bol.
b) Cubra con plátano en rodajas, semillas de chía, almendras en rodajas y coco rallado.

49. Tazón de bayas y tofu

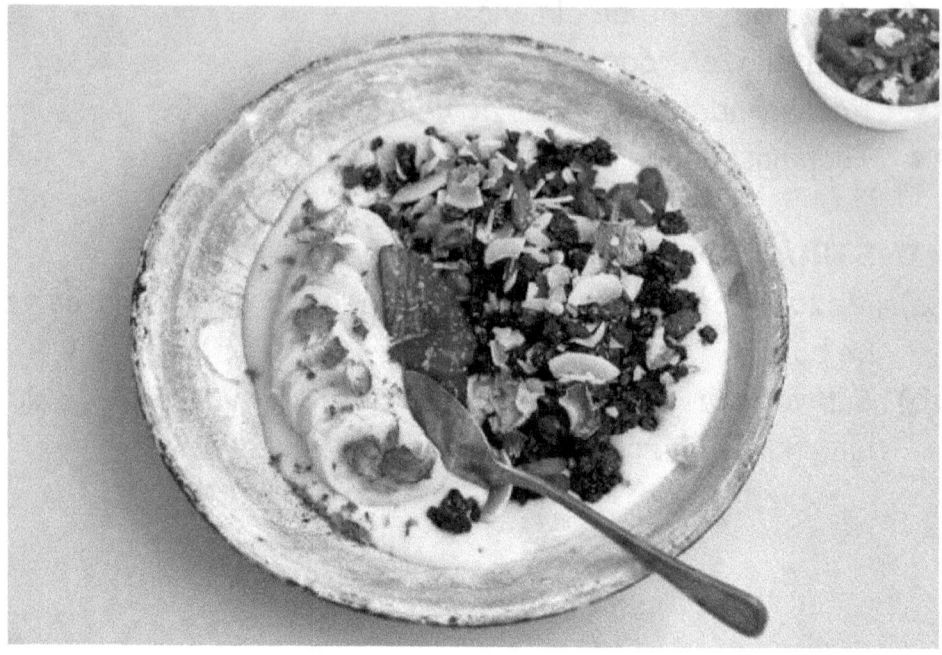

INGREDIENTES:
- 1/2 taza de tofu sedoso
- 1/2 taza de bayas mixtas (arándanos, frambuesas, fresas)
- 1 cucharada de miel
- 1/4 taza de granola

INSTRUCCIONES
a) Licue el tofu sedoso y la miel en una licuadora hasta que quede suave.
b) Cubra con una mezcla de bayas y granola.

50. Frutero Diosa Verde

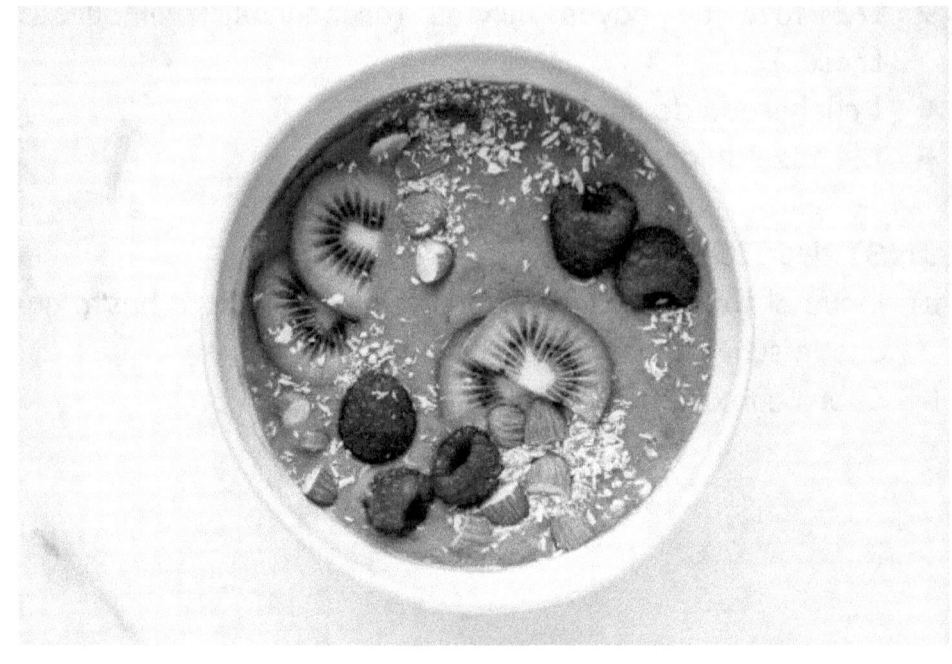

INGREDIENTES:
- 1 plátano congelado
- 1/2 taza de piña congelada
- 1/2 taza de espinacas
- 1/2 taza de agua de coco
- Toppings: plátano en rodajas, frutos rojos frescos y granola.

INSTRUCCIONES
a) Licue el plátano congelado, la piña congelada, las espinacas y el agua de coco en una licuadora hasta que quede suave.
b) Vierte la mezcla en un bol y agrega los toppings.

ENSALADA DE FRUTAS ARCO IRIS

51. Ensalada de frutas exóticas

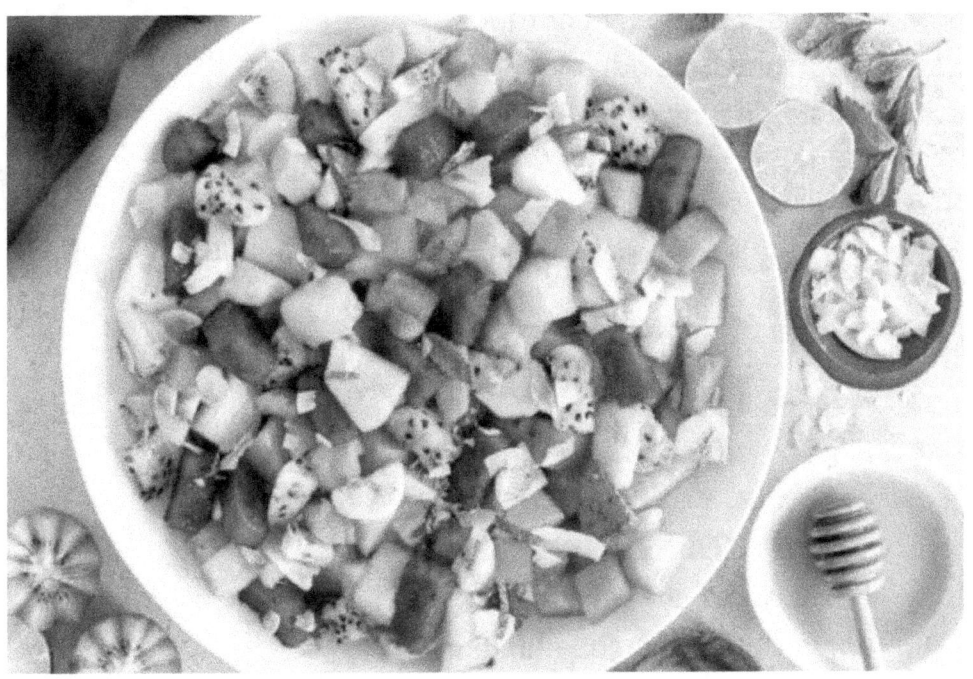

INGREDIENTES:
- 2 mangos maduros, papayas o
- 6 kiwis, pelados y cortados
- 2 plátanos, pelados y cortados
- 2 cucharadas de azúcar glas
- 2 cucharadas de jugo de limón o miel
- $\frac{1}{2}$ cucharadita de extracto de vainilla
- $\frac{1}{4}$ de cucharadita de polvo de 5 especias chinas molidas
- $\frac{1}{2}$ frambuesa
- 1 fruta del dragón, en cubitos
- Azúcar glas
- Hojas de menta

INSTRUCCIONES:
a) Batir el azúcar, el jugo de limón o la miel, la vainilla y el polvo de 5 especias chinas.
b) Agregue todas las frutas.
c) Espolvoree con azúcar glass y decore con hojas de menta.

52. Ensalada de frutas festiva

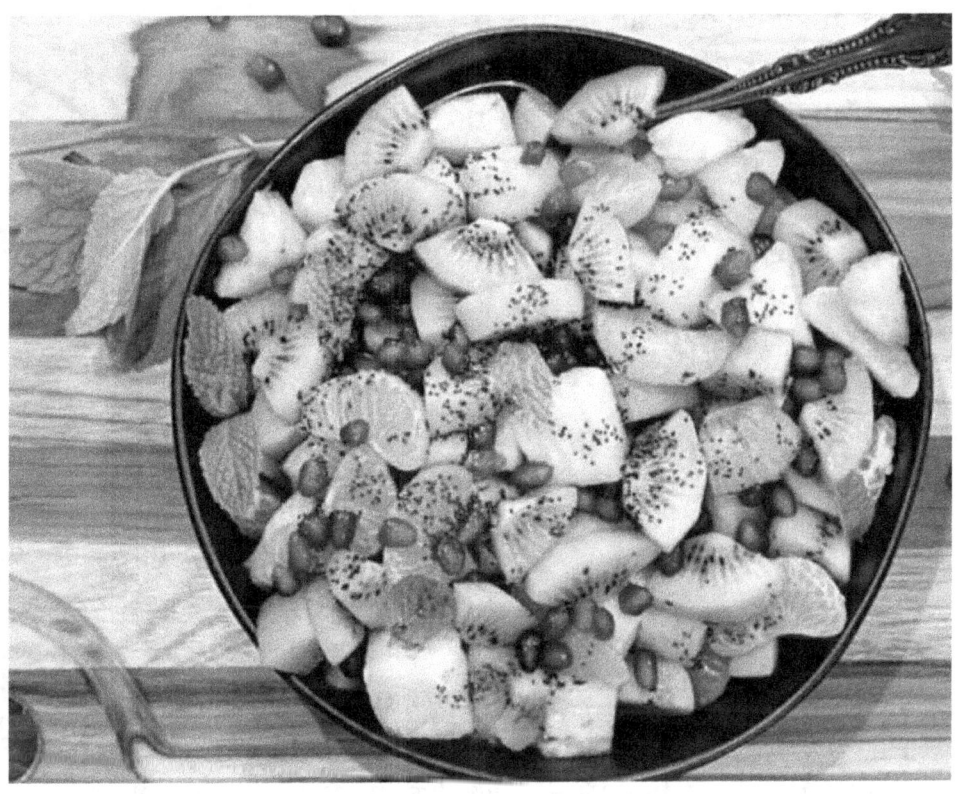

INGREDIENTES:
- 1 lata de piña en trozos
- ½ taza de azúcar
- 3 cucharadas de harina para todo uso
- 1 huevo, ligeramente batido
- 2 latas de mandarinas
- 1 lata de peras
- 3 kiwis
- 2 grandes manzana
- 1 taza de mitades de nueces

INSTRUCCIONES:
a) Escurrir la piña y reservar el jugo. Reserva la piña. Vierta el jugo en una cacerola pequeña y agregue el azúcar y la harina. Llevar a ebullición. Agregue rápidamente los huevos y cocine hasta que espese. Retirar del fuego y dejar enfriar.

b) Refrigerar. En un tazón grande, combine la piña, las naranjas, las peras, el kiwi, las manzanas y las nueces.

c) Vierta el aderezo y mezcle bien. Cubra y enfríe durante 1 hora.

53. Ensalada de frutas en invierno

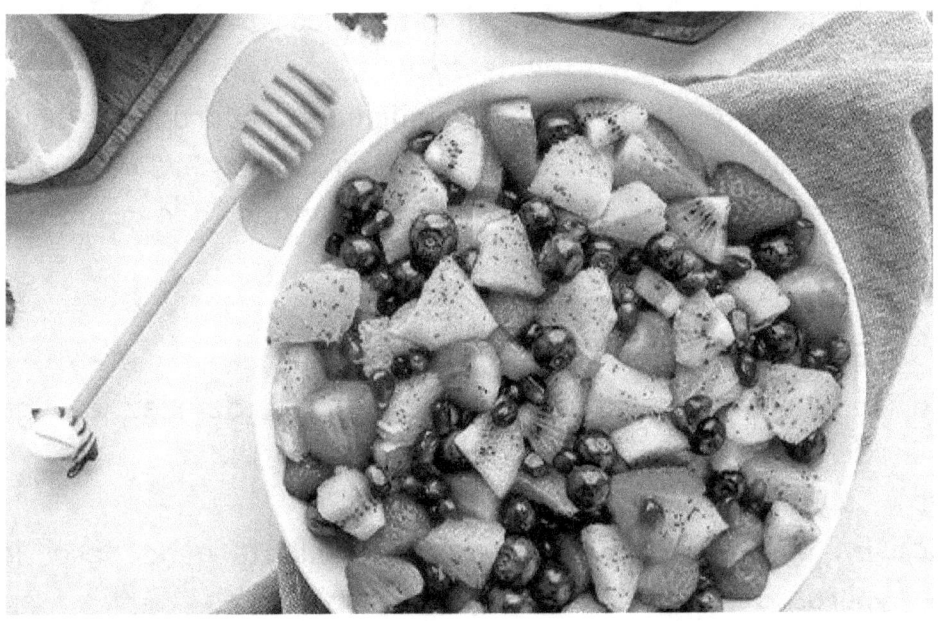

INGREDIENTES:
- 2 cucharadas de aceite de nuez
- 2 cucharadas de jugo de limón fresco
- 1 cucharada de néctar de agave
- 1 manzana Fuji, Gala o Red Delicious, sin corazón
- 1 naranja grande, pelada y cortada
- 1 taza de uvas rojas sin semillas, cortadas a la mitad
- 1 carambola pequeña, cortada

INSTRUCCIONES:
a) En un tazón pequeño, combine el aceite de nuez, el jugo de limón y el néctar de agave.
b) Licue bien y reserve.
c) En un tazón grande, combine la manzana, la pera, la naranja, las uvas, la carambola y las nueces.
d) Rocíe con el aderezo, revuelva para cubrir y sirva.

54. Ensalada cremosa de frutas tropicales

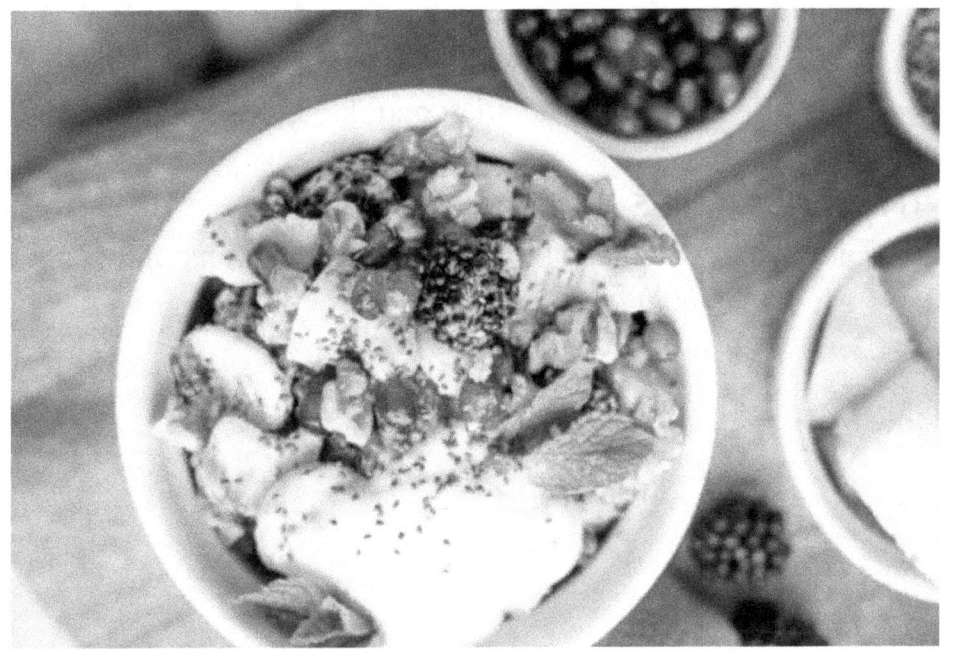

INGREDIENTES:
- Lata de 15.25 onzas de ensalada de frutas tropicales, escurrida
- 1 plátano, en rodajas
- 1 taza de cobertura batida congelada, descongelada

INSTRUCCIONES:
a) En un tazón mediano, combine todos los ingredientes .
b) Revuelva suavemente para cubrir.

55. Ensalada de frutas al estilo filipino

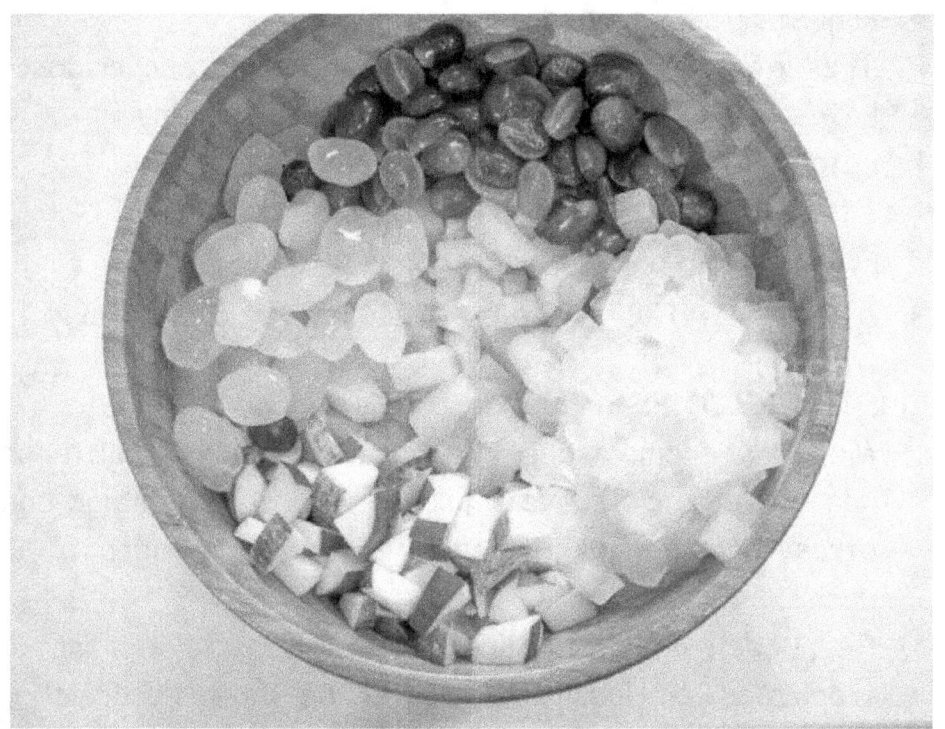

INGREDIENTES:
- $1\frac{1}{2}$ tazas de crema espesa
- Paquete de 8 onzas. queso crema
- Tres latas de cóctel de frutas de 14 onzas, escurridas
- Latas de 14 onzas de trozos de piña, escurridas
- Lata de 14 onzas de lichis, escurridos
- 1 taza de coco
- Paquete de 8 onzas de almendras picadas
- $1\frac{1}{2}$ tazas de manzanas en cubos

INSTRUCCIONES:
a) Mezcle la crema espesa y el queso crema hasta obtener una consistencia suave similar a una salsa. Combine con otros ingredientes y mezcle bien, enfríe durante la noche.
b) Se pueden omitir los lichis, usar un cóctel de frutas tropicales en lugar del cóctel de frutas normal y hacerlo en cuatro latas.
c) Los filipinos usan algo llamado Nestlé's Cream, pero no es fácil de encontrar.

56. Haupia con ensalada de frutas exóticas

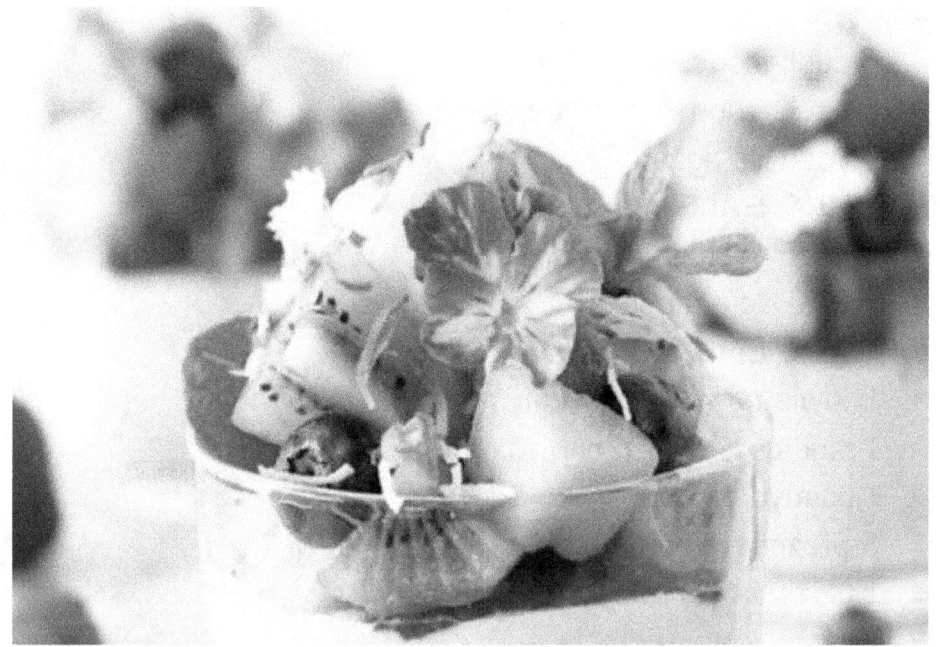

INGREDIENTES:
PARA HAUPIA:
- $1\frac{1}{2}$ tazas de leche de coco
- 6 cucharadas de azúcar
- 6 cucharadas de maicena
- $\frac{3}{4}$ taza de agua

PARA LA SALSA:
- $\frac{1}{2}$ taza de jugo de maracuyá
- 1 taza de azúcar

PARA LA ENSALADA DE FRUTAS:
- 2 kiwis cortados en cubitos
- 1 piña cortada en cubitos
- 1 papaya picada
- 8 piezas de lichi
- 1 plátano en rodajas
- 1 mango rebanado
- 8 ramitas de menta fresca

INSTRUCCIONES:
a) Haupia: Vierta la leche de coco en una cacerola. Combine el azúcar y la maicena, agregue el agua y mezcle bien. Agrega la mezcla de azúcar a la leche de coco.

b) Cocine y revuelva a fuego lento hasta que espese. Vierta en un molde cuadrado de 8 pulgadas y enfríe hasta que esté firme. Con un cortador de galletas, córtelas en forma de lágrima o estrella.

c) Deje hervir los ingredientes de la salsa . Enfriar. Combine los ingredientes de la ensalada de frutas , mezcle con la salsa y reserve.

d) Coloque de tres a cuatro trozos de Haupia en un plato frío y coloque las frutas alrededor.
e) Adorne con menta fresca.

57. Ensalada de frutas ambrosía

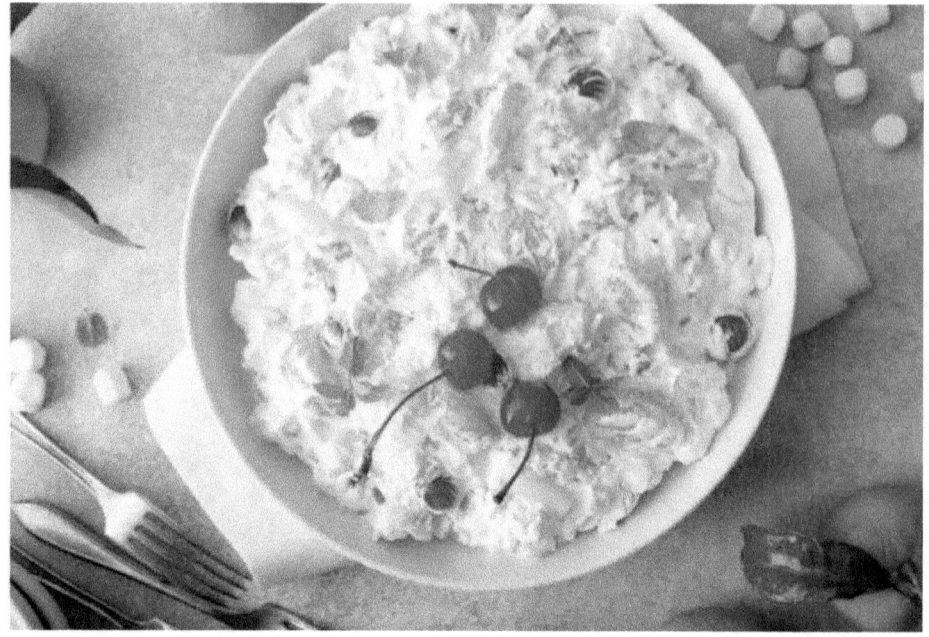

INGREDIENTES:
- 2 latas de mandarinas, escurridas
- 2 piñas, trocitos, escurridas
- 2 plátanos, en rodajas
- 2 tazas de uvas, verdes o rojas sin semillas
- 2 yogures de vainilla
- 1 taza de almendras, picadas
- 2 tazas de coco, en hojuelas
- 2 tazas de malvaviscos, mini

INSTRUCCIONES:
a) Mezclar todos los ingredientes y enfriar.

58. Ensalada de frutas con aderezo de menta

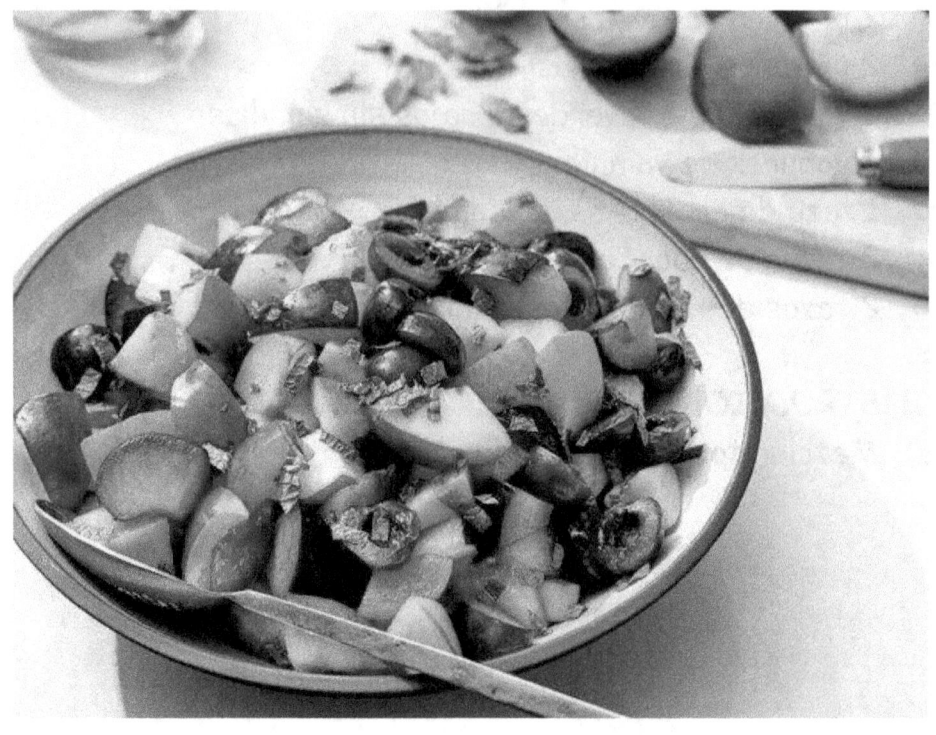

INGREDIENTES:
- ½ taza de yogur natural
- 1 cucharada de Miel, dos gustos
- 1 cucharada de Amaretto, dos pizcas
- ½ cucharadita de extracto de vainilla
- 1 pizca de nuez moscada
- 2 cucharadas de menta fresca picada
- 5 tazas colmadas de fruta fresca, cortada en trozos
- Hojas enteras de menta para decorar

INSTRUCCIONES:
a) Combine todos los ingredientes del aderezo en un tazón pequeño y mezcle hasta que se mezclen suavemente.
b) Combine las frutas en un tazón para mezclar. Agregue el aderezo y revuelva bien.
c) Transfiera a un tazón para servir y decore con hojas de menta enteras.
d) Cubra y enfríe brevemente antes de servir.

59. Ensalada de frutas de Sri Lanka

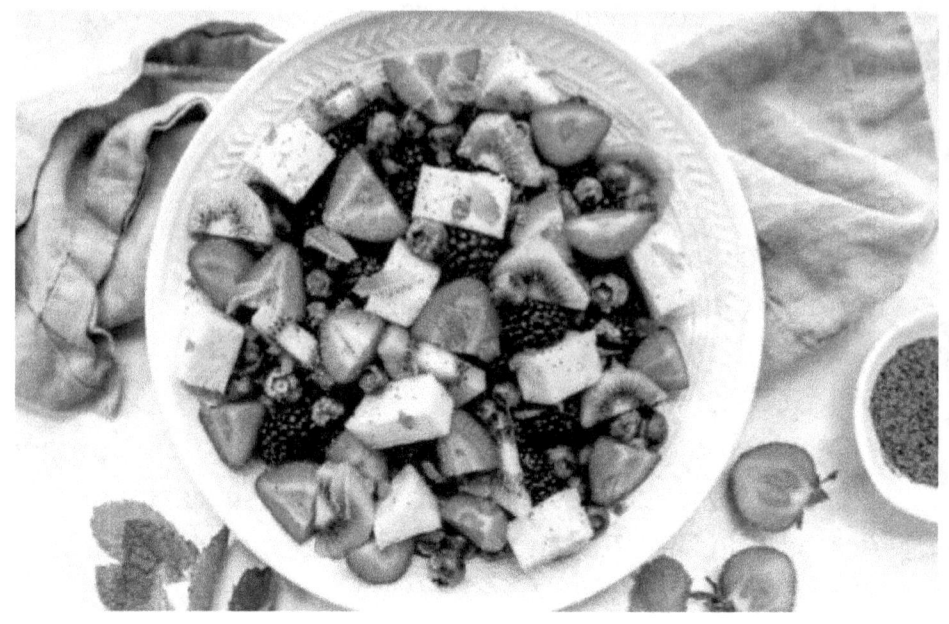

INGREDIENTES:

- 2 mangos rallados
- 1 papaya rallada
- 1 piña
- 2 naranjas
- 2 plátanos
- 1 lima, jugo de
- 110 gramos de agua azucarada
- 1 cucharadita de vainilla
- 25 mililitros de ron

INSTRUCCIONES:

a) Pela y corta en dados los mangos, la papaya y la piña. Pelar las naranjas, quitarles las pepitas y dividirlas en gajos. Pela y corta los plátanos y espolvoréalos con jugo de lima para evitar que se decoloren.

b) Mezcla ligeramente toda la fruta en una ensaladera. Hervir el azúcar y el agua juntos y cuando el azúcar se haya disuelto retirar del fuego y dejar enfriar. Agrega la esencia de vainilla y el ron al almíbar de azúcar y vierte sobre la macedonia de frutas. Dejar enfriar en el frigorífico antes de servir.

60. Ensalada de frutas mimosas

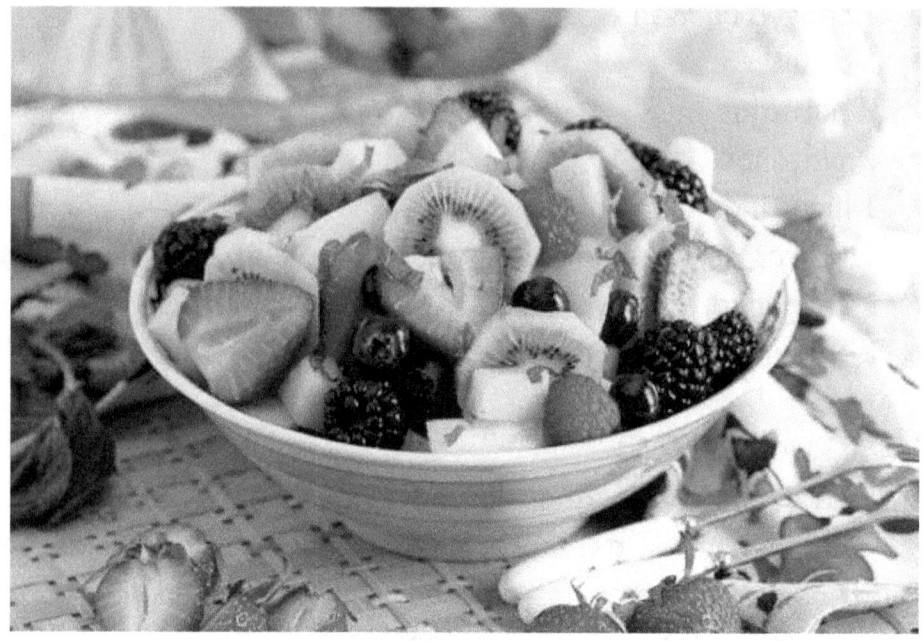

INGREDIENTES:
- 3 kiwis, pelados y rebanados
- 1 taza de moras
- 1 taza de arándanos
- 1 taza de fresas, en cuartos
- 1 taza de piña, cortada en trozos pequeños
- 1 taza de Prosecco, frío
- ½ taza de jugo de naranja recién exprimido
- 1 cucharada de miel
- ½ taza de menta fresca

INSTRUCCIONES:
a) En un tazón grande, combine todas las frutas.
b) Vierta Prosecco, jugo de naranja y miel sobre la fruta y revuelva con cuidado para combinar.
c) Adorne con menta y sirva.

61. Ensalada de frutas con mojitos

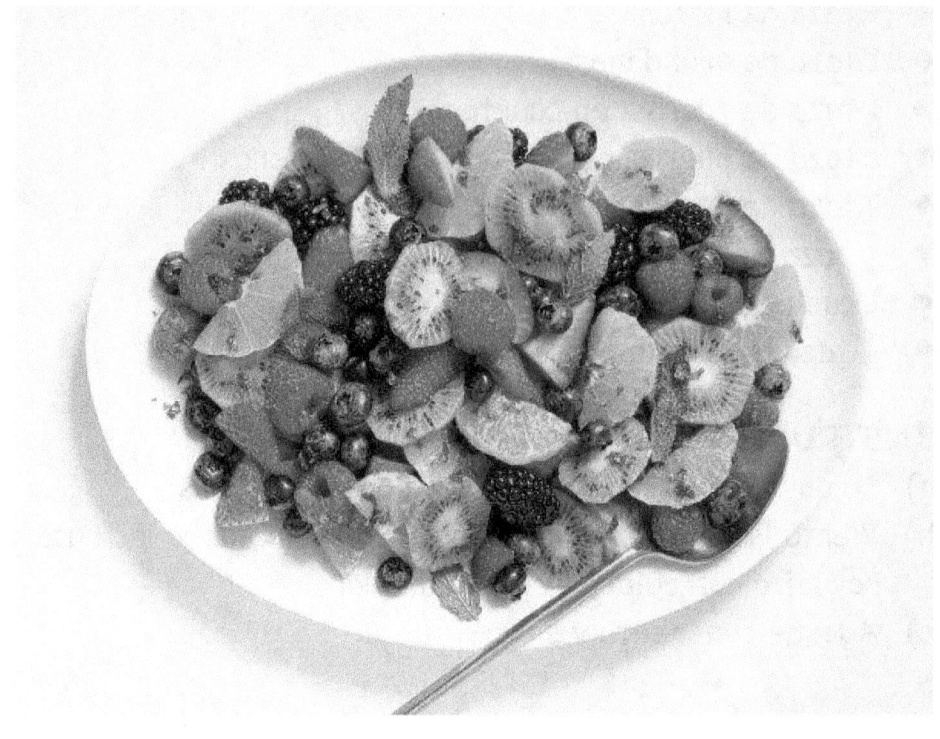

INGREDIENTES:
- 4 tazas de sandía picada
- 1 libra de fresas, picadas
- 6 onzas de frambuesas
- 6 onzas de arándanos
- $\frac{1}{4}$ de taza de menta envasada, picada
- $\frac{1}{4}$ de taza de jugo de limón fresco
- 3 cucharadas de azúcar glass

INSTRUCCIONES:

a) Agrega la sandía, las fresas, las frambuesas, los arándanos y la menta en un tazón grande.

b) Mezcle el jugo de limón y el azúcar en polvo en un tazón pequeño y luego viértalo sobre las frutas y las bayas.

c) Mezcle suavemente con una espátula y luego déjelo reposar en el refrigerador durante al menos 15 minutos antes de servir para permitir que los jugos naturales de la fruta comiencen a salir.

62. Ensalada de frutas margaritas

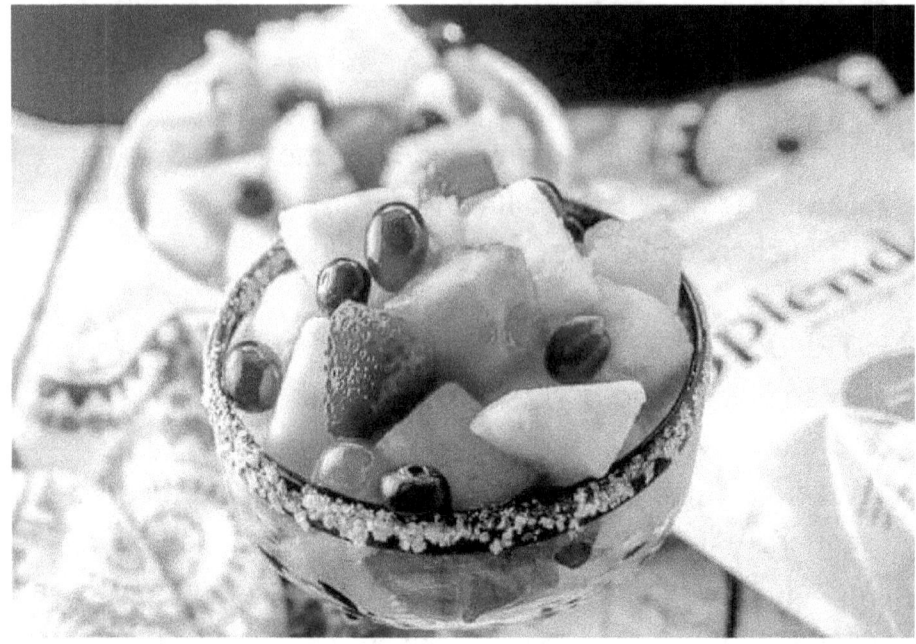

INGREDIENTES:
- 1 melón melón y melón dulce, cortados en trozos
- 2 naranjas y pomelos, pelados y cortados en rodajas
- 1 mango, pelado y cortado en cubitos
- 2 tazas de fresas, cortadas a la mitad
- ½ taza de azúcar
- ⅓ taza de jugo de naranja
- 3 cucharadas de tequila
- 3 cucharadas de licor de naranja
- 3 cucharadas de jugo de lima
- 1 taza de coco fresco rallado grueso

INSTRUCCIONES:
a) Combine la fruta y reserve. En una cacerola pequeña, cocina el azúcar y el jugo de naranja a fuego medio-alto, revolviendo, durante 3 minutos o hasta que el azúcar se disuelva.
b) Agrega el tequila, el licor y el jugo de lima. Deje enfriar un poco a temperatura ambiente.
c) Combinar con fruta. Cubra y refrigere por al menos dos horas o toda la noche.
d) Justo antes de servir, espolvorea con coco.

63. Ensalada de arroz con frutas y frutos secos

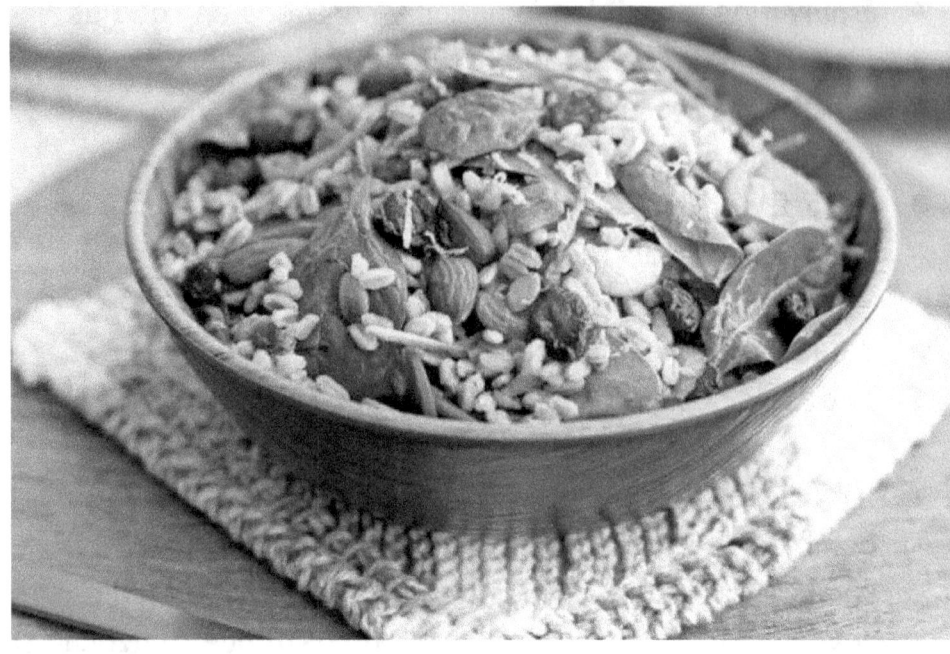

INGREDIENTES:
- 125 gramos de mezcla de arroz salvaje y grano largo, cocida
- Lata de 298 gramos de gajos de mandarina,
- 4 cebolletas, cortadas en diagonal
- ½ pimiento verde, sin semillas y en rodajas
- 50 gramos de pasas
- 50 gramos de anacardos
- 15 gramos de almendras laminadas
- 4 cucharadas de jugo de naranja
- 1 cucharada de vinagre de vino blanco
- 1 cucharada de aceite
- 1 pizca de nuez moscada
- Sal y pimienta negra recién molida

INSTRUCCIONES:
a) Coloque todos los ingredientes de la ensalada en un bol y mezcle bien.
b) En un recipiente aparte, mezcle todos los ingredientes del aderezo .
c) Vierta el aderezo sobre la ensalada, mezcle bien y transfiera a un plato para servir.

64. Ensalada de frutas con nueces

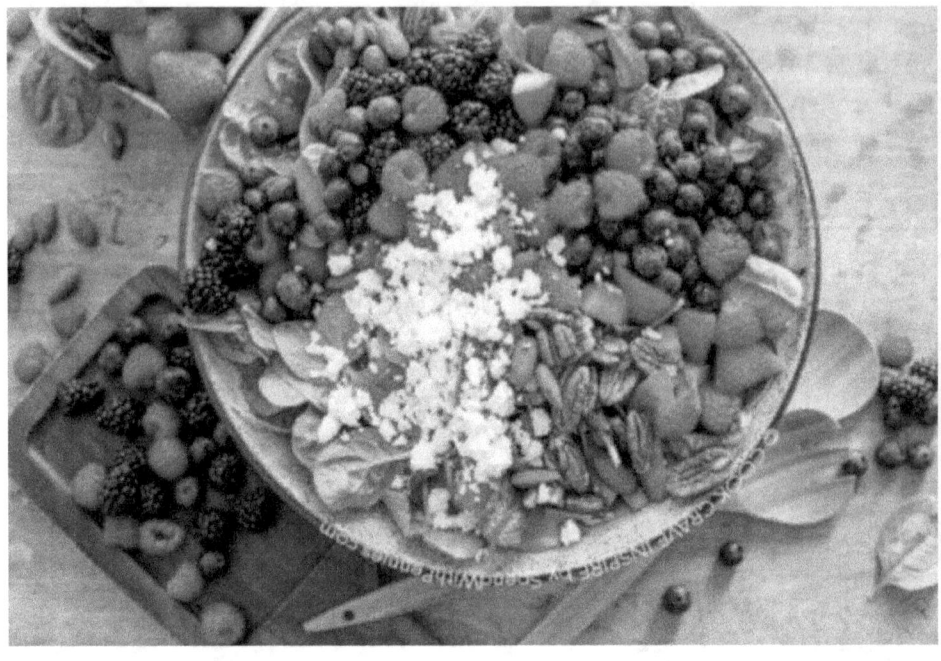

INGREDIENTES:

- 1 melón dulce, pequeño
- 2 naranjas
- 1 taza de uvas azules
- Hojas de lechuga
- 12 mitades de nuez
- 8 onzas de yogur
- 1 cucharada de jugo de limón
- 1 cucharada de jugo de naranja
- 1 cucharada de salsa de tomate
- 2 cucharadas de leche evaporada
- Sal, pizca
- Pimienta blanca, pizca

INSTRUCCIONES:

a) Saque el melón con una cuchara para melones. Cortar la piel de las naranjas, quitarles la membrana blanca y cortarlas en rodajas transversales.
b) Cortar las uvas por la mitad y quitarles las semillas. Forre un recipiente de vidrio con hojas de lechuga y coloque bolas de melón, rodajas de naranja, uvas y nueces en capas encima de la lechuga.
c) Mezclar y licuar bien todos los ingredientes para el aderezo. Ajustar los condimentos. Vierta el aderezo sobre la fruta.
d) Deje marinar los ingredientes de la ensalada durante 30 minutos.

65. Ensalada de parfait de frutas

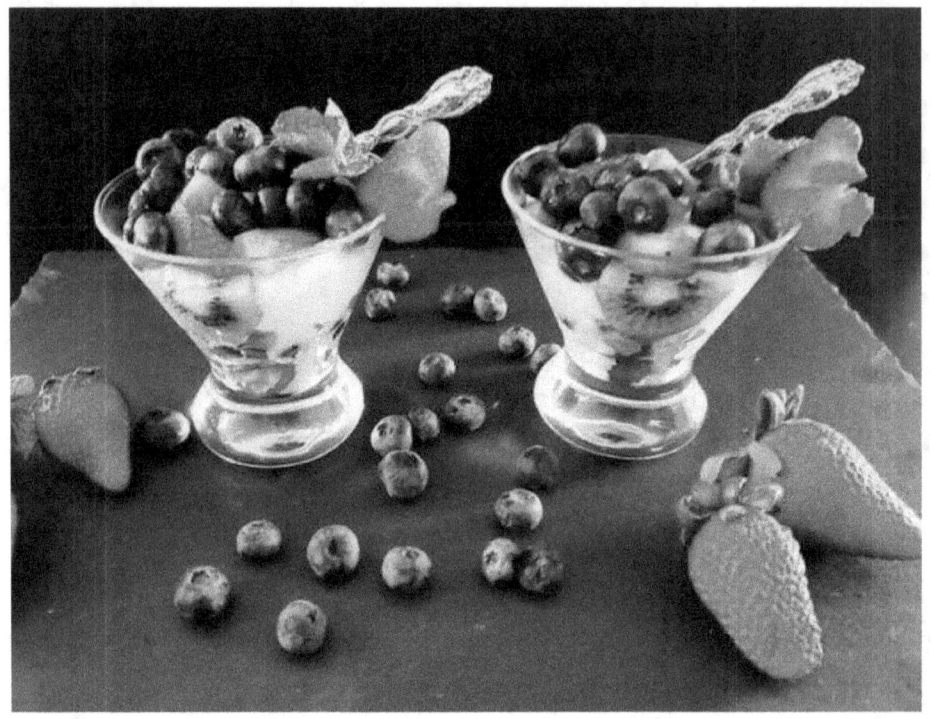

INGREDIENTES:
- 1 lata grande de piña triturada
- 1 lata de relleno de tarta de cerezas
- 1 lata de leche condensada dulce
- 1 caja grande de Cool Whip

INSTRUCCIONES:
a) Se puede comer suave o ligeramente congelado, pero sabe mejor ligeramente congelado.
b) También puedes sustituir otros rellenos de tarta como mora, melocotón o arándano.

ENSALADERAS VEGETALES ARCO IRIS

66. Ensalada Arcoiris

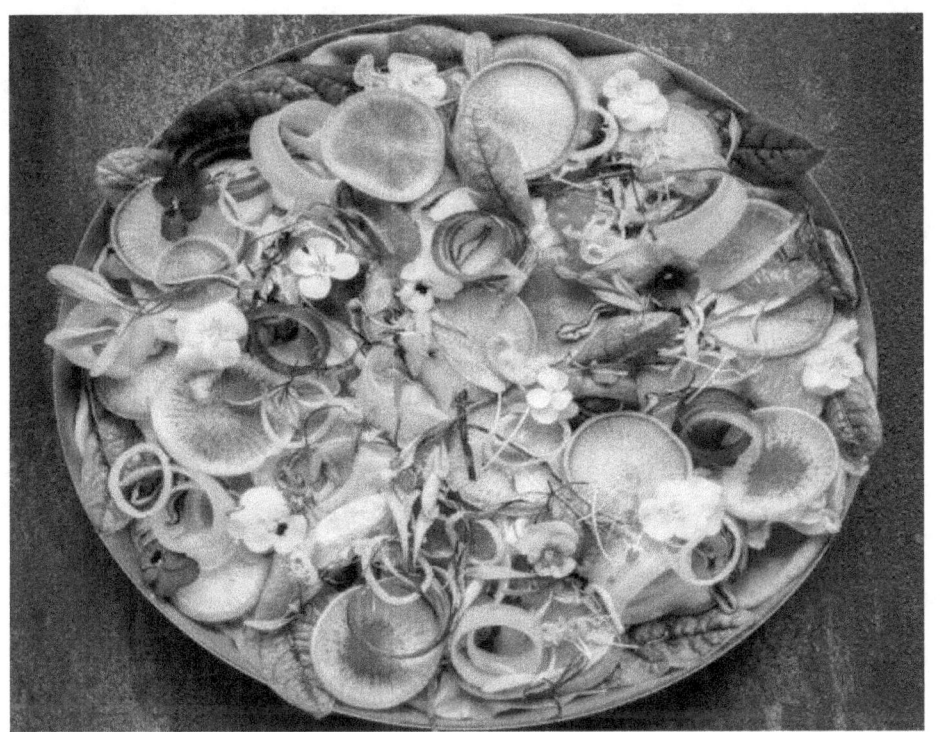

INGREDIENTES:
- Paquete de 5 onzas de lechuga mantecosa
- Paquete de 5 onzas de rúcula
- Paquete de 5 onzas de Microgreens de mezcla picante
- 1 rábano morado en rodajas finas
- 1/2 taza de guisantes, en rodajas finas
- 1 rábano verde, en rodajas finas
- 1/4 taza de repollo rojo, rallado
- 2 chalotes, cortados en aros
- 1 rábano sandía, en rodajas finas
- 2 naranjas sanguinas, segmentadas
- 3 zanahorias arcoíris, cortadas en tiras
- 1/2 taza de jugo de naranja sanguina
- 1/2 taza de aceite de oliva virgen extra
- 1 cucharada de vinagre de vino tinto
- 1 cucharada de orégano seco
- 1 cucharada de miel
- Sal y pimienta, dos gustos.
- para decorar flores comestibles

INSTRUCCIONES:
a) Mezcla en un recipiente el aceite de oliva, el vinagre de vino tinto y el orégano. Añade las chalotas y déjalas marinar durante al menos 2 horas en la encimera.
b) Reserva las chalotas.
c) En un frasco, mezcle el jugo de naranja, el aceite de oliva, la miel y un toque de sal y pimienta hasta que quede espeso y suave. Sazone con sal y pimienta al gusto.

d) Mezcle la mezcla picante de microvegetales, lechuga y rúcula con aproximadamente $\frac{1}{4}$ de taza de vinagreta en un tazón muy grande.
e) Combine las zanahorias, los guisantes, las chalotas y los gajos de naranja con la mitad de los rábanos.
f) Arma todo y agrega vinagreta extra y flores comestibles para terminar.

67. Ensalada de capuchina y uva

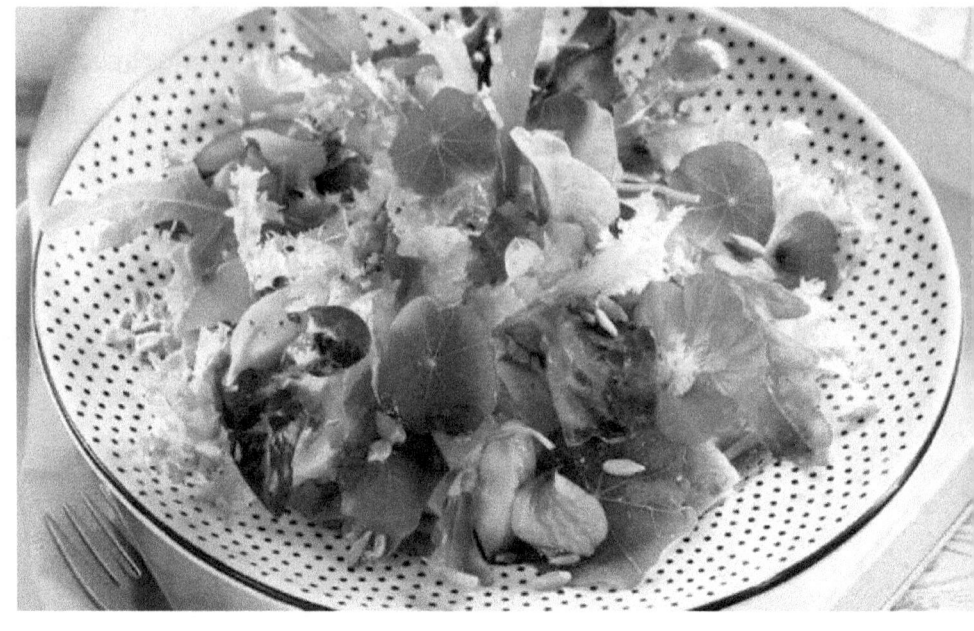

INGREDIENTES:
- 1 cabeza de lechuga roja
- 1 taza de uvas sin semillas
- 8 hojas de capuchina
- 16 flores de capuchina

VINAGRETA:
- 3 cucharadas de aceite para ensalada
- 1 cucharada de vinagre de vino blanco
- $1\frac{1}{2}$ cucharaditas de mostaza Dijon
- 1 pizca de pimienta negra

INSTRUCCIONES:
a) En cada uno de los cuatro platos, coloque 5 hojas de lechuga roja, $\frac{1}{4}$ de taza de uvas, 2 hojas de capuchina y 4 flores de capuchina.
b) Batir todos los ingredientes de la vinagreta en un bol.
c) Rocíe el aderezo de manera uniforme sobre cada ensalada.
d) Servir inmediatamente.

68. Ensalada de pensamientos

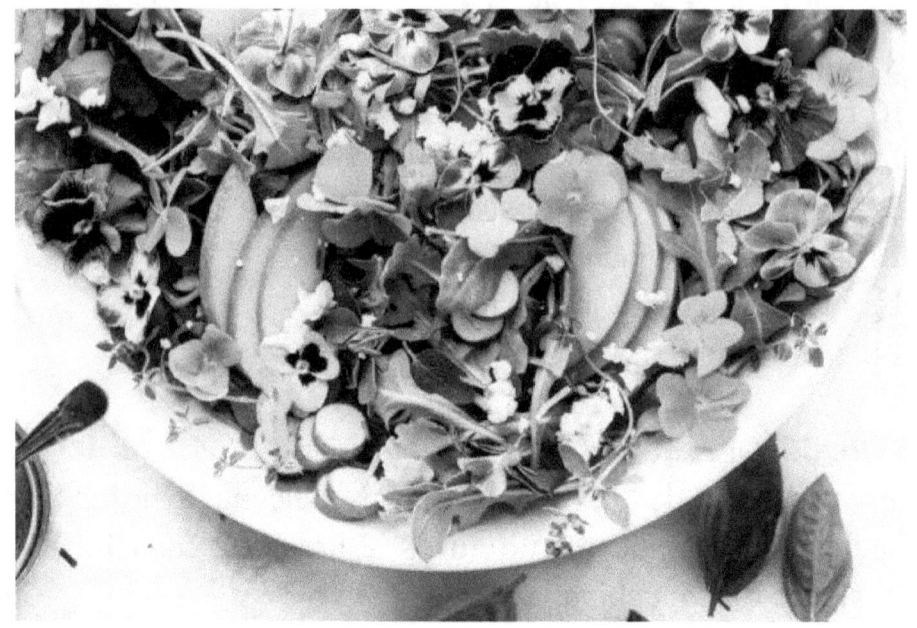

INGREDIENTES:
- 6 tazas de rúcula tierna
- 1 manzana, en rodajas muy finas
- 1 zanahoria
- $\frac{1}{4}$ de cebolla morada, en rodajas muy finas
- un puñado de hierbas frescas variadas como albahaca, orégano, tomillo y solo hojas
- 2 onzas de queso de cabra cremoso, use pistachos triturados para veganos
- Pensamientos, sin tallo

VINAGRETA
- $\frac{1}{4}$ de taza de naranja sanguina
- 3 cucharadas de aceite de oliva
- 3 cucharadas de vinagre de champán
- pizca de sal

INSTRUCCIONES
a) Batir la vinagreta, ajustando cualquiera de los ingredientes a tu gusto.
b) Apila las verduras en una ensaladera ancha.
c) Pela y corta la zanahoria en tiras finas con un pelador de verduras.
d) Agregue a las verduras junto con las rodajas de manzana, la cebolla y las hierbas.
e) Mezcle con el aderezo y decore la ensalada con queso de cabra desmenuzado y pensamientos.
f) Servir inmediatamente.

69. Ensalada Verde con Flores Comestibles

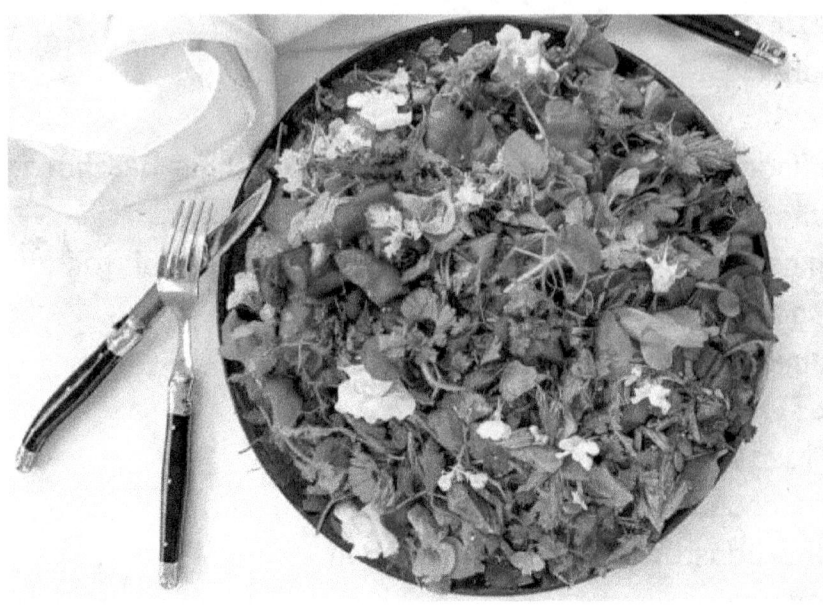

INGREDIENTES:
- 1 cucharadita de vinagre de vino tinto
- 1 cucharadita de mostaza Dijon
- 3 cucharadas de aceite de oliva virgen extra
- Sal gruesa y pimienta recién molida
- 5 ½ onzas de verduras tiernas para ensalada
- 1 paquete de violas u otras flores comestibles sin rociar

INSTRUCCIONES
a) Combine el vinagre y la mostaza en un bol.
b) Incorpora poco a poco el aceite y luego sazona el aderezo con sal y pimienta.
c) Mezcle el aderezo con verduras y cubra con flores. Servir inmediatamente.

70. Ensalada de verano con tofu y flores comestibles

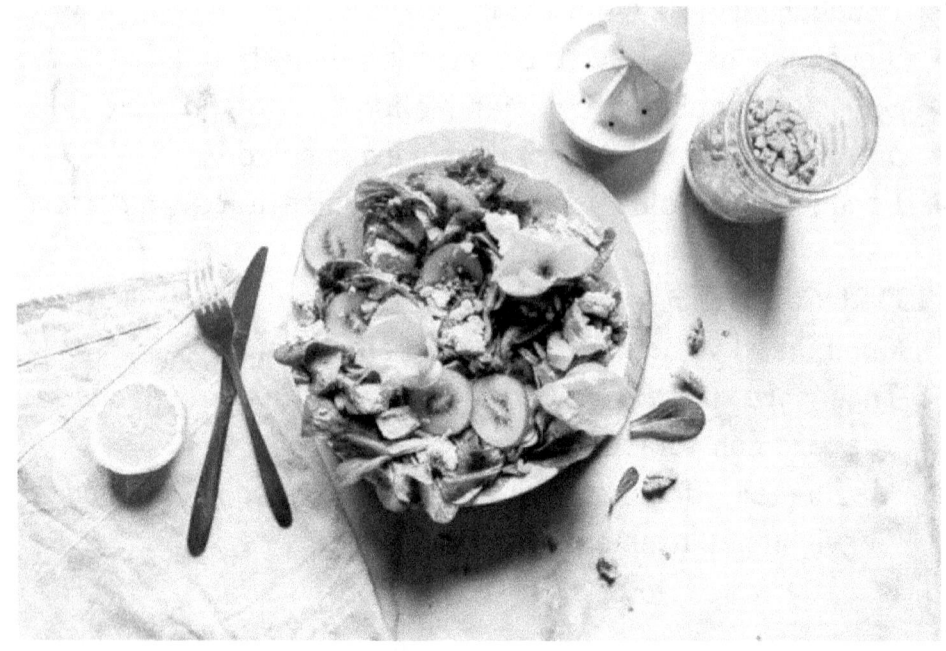

INGREDIENTES:
PARA LA ENSALADA DE VERANO:
- 2 cabezas de lechuga mantecosa
- 1 libra de canónigos
- 2 kiwis dorados use verde si no hay dorado disponible
- 1 puñado de flores comestibles opcional. Usé onagra de mi jardín.
- 1 puñado de nueces
- 2 cucharaditas de semillas de girasol opcional
- 1 limon

PARA EL TOFU FETA:
- 1 bloque de tofu (yo usé extra firme)
- 2 cucharadas de vinagre de sidra de manzana
- 2 cucharadas de jugo de limón fresco
- 2 cucharadas de ajo en polvo
- 2 cucharadas de cebolla en polvo
- 1 cucharadita de eneldo fresco o seco
- 1 pizca de sal

INSTRUCCIONES
a) En un bol corta el tofu extra firme en cubos, añade todos los demás ingredientes y tritúralo con un tenedor.
b) Poner en un recipiente cerrado y reservar en el frigorífico un par de horas.
c) Para servir, coloque las hojas más grandes en el fondo de su tazón grande: la lechuga mantecosa y los canónigos encima.
d) Corta los kiwis en rodajas y colócalos encima de las hojas de lechuga.
e) Esparce algunas nueces y semillas de girasol en el bol.

f) Escoge y cuida con cuidado tus flores comestibles. Colócalos delicadamente alrededor de tu ensalada.

g) Saca el tofu feta del refrigerador; en este punto deberías poder cortarlo o desmenuzarlo. Pon algunos trozos grandes por todos lados.

h) Exprima medio limón por completo y lleve la otra mitad a la mesa para agregar un poco.

POKE BOWLS ARCO IRIS

71. Poke Bowl de pitahaya y salmón

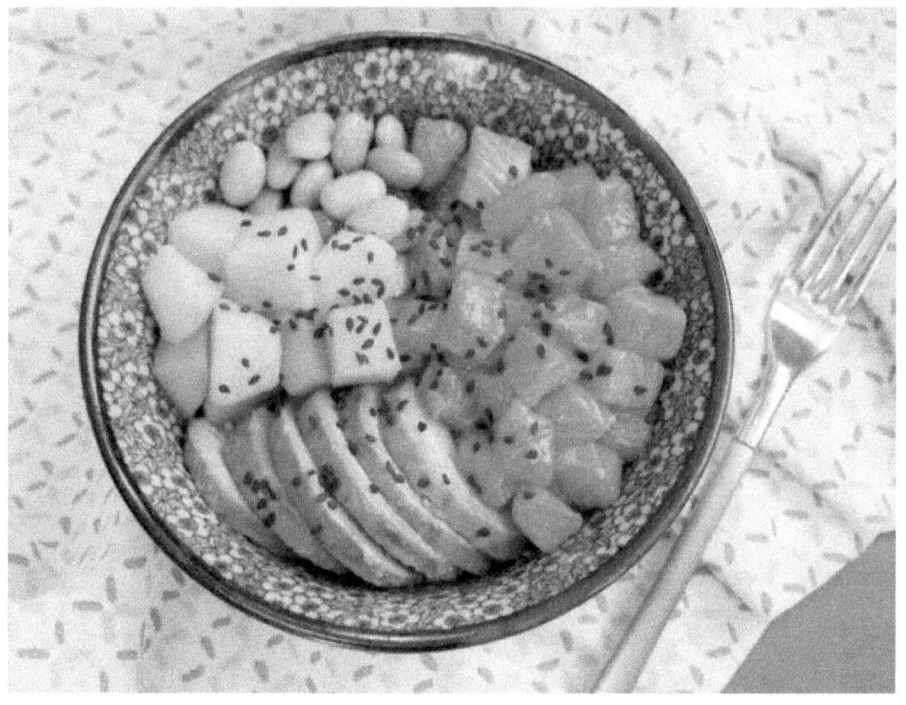

INGREDIENTES:
- 1 fruta del dragón
- 1 libra de salmón apto para sushi, en cubos
- ½ taza de pepino en rodajas
- ½ taza de aguacate en rodajas
- ¼ de taza de cebollines en rodajas
- 2 cucharadas de salsa de soja
- 2 cucharadas de vinagre de arroz
- 1 cucharada de aceite de sésamo
- Sal y pimienta para probar
- Arroz cocido, para servir

INSTRUCCIONES:
a) Corta la fruta del dragón por la mitad y saca la pulpa.
b) En un tazón grande, combine el salmón, el pepino, el aguacate y las cebolletas.
c) En un recipiente aparte, mezcle la salsa de soja, el vinagre de arroz, el aceite de sésamo, la sal y la pimienta.
d) Incorpora el aderezo a la mezcla de salmón hasta que esté bien combinado.
e) Incorpora la pulpa de la fruta del dragón.
f) Sirva sobre arroz cocido.

72. Poke hawaiano de ahi

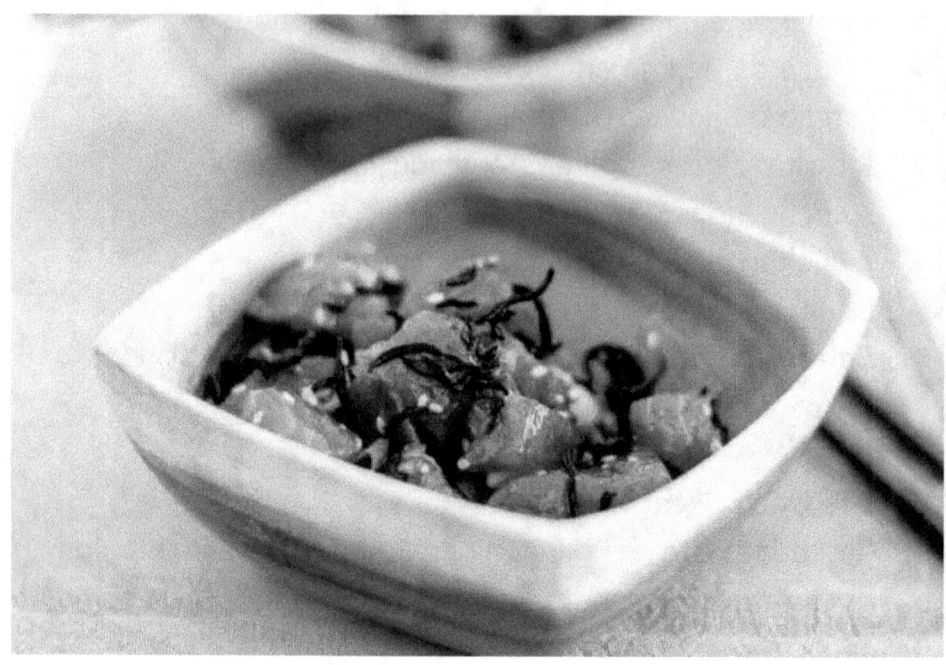

INGREDIENTES:

- 1 libra de ahi, cortado en cubos de 1 pulgada
- 2 cucharadas de cebolla verde en rodajas
- 2 cucharadas de limu kohu picado grueso
- 1 cucharada de cebolla dulce Maui finamente picada
- 1 cucharadita de canela
- Sal hawaiana al gusto
- Opcional: 1-3 chiles hawaianos, finamente picados
- Nueces Kukui tostadas, 4 oz (113 g)
- Sal marina blanca de Hawaii de las islas hawaianas, bolsa de 2 lb

INSTRUCCIONES:

a) Coloque el ahi en un tazón de tamaño mediano a grande.
b) Agregue los ingredientes y revuelva suavemente para combinar.

73. Poke Bowls de Atún con Mango

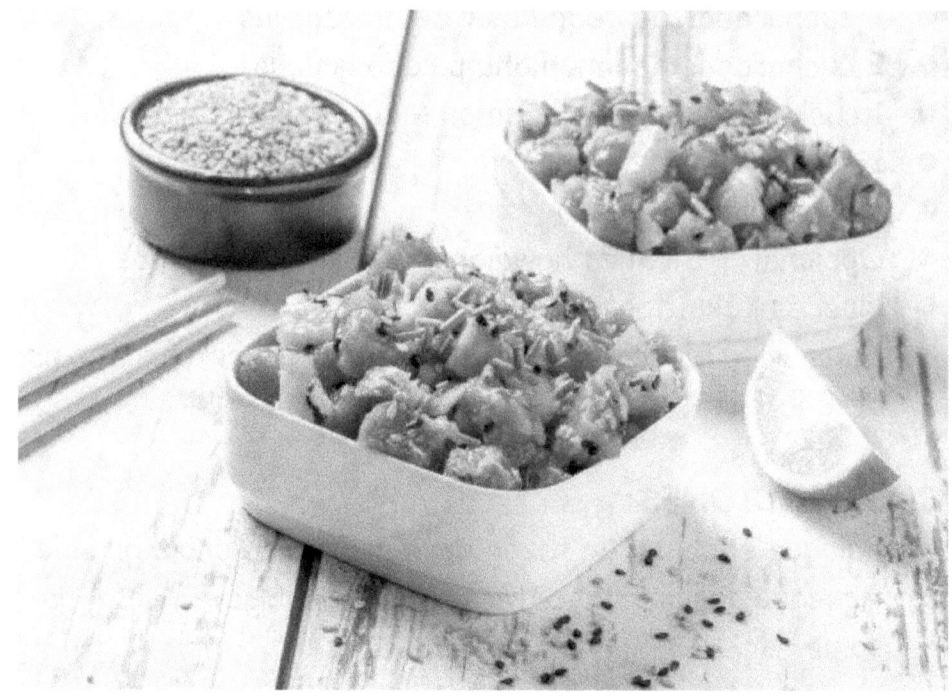

INGREDIENTES:

- 60 ml de salsa de soja (¼ de taza + 2 cucharadas)
- 30 ml de aceite vegetal (2 cucharadas)
- 15 ml de aceite de sésamo (1 cucharada)
- 30 ml de miel (2 cucharadas)
- 15 ml Sambal Oelek (1 cucharada, ver nota)
- 2 cucharaditas de jengibre fresco rallado (ver nota)
- 3 cebollines, en rodajas finas (parte blanca y verde)
- 454 gramos de atún ahi apto para sushi (1 libra), cortado en trozos de ¼ o ½ pulgada
- 2 tazas de arroz para sushi, cocido según las instrucciones del paquete (sustitúyalo por cualquier otro arroz o grano)

INGREDIENTES OPCIONALES:

- aguacate en rodajas
- pepino en rodajas
- edamame
- Jengibre en escabeche
- Dados de mango
- Patatas fritas o chips de wonton
- semillas de sésamo

INSTRUCCIONES:

a) En un tazón mediano, mezcle la salsa de soja, el aceite vegetal, el aceite de sésamo, la miel, el Sambal Oelek, el jengibre y las cebolletas.
b) Agrega el atún cortado en cubitos a la mezcla y revuelve. Deje marinar la mezcla en el refrigerador durante al menos 15 minutos o hasta 1 hora.
c) Para servir, coloque arroz para sushi en tazones, cubra con el atún marinado y agregue los aderezos que desee.

d) Habrá salsa extra para rociar sobre los aderezos; sírvelo a un lado.

74. Poke Bowl de atún picante

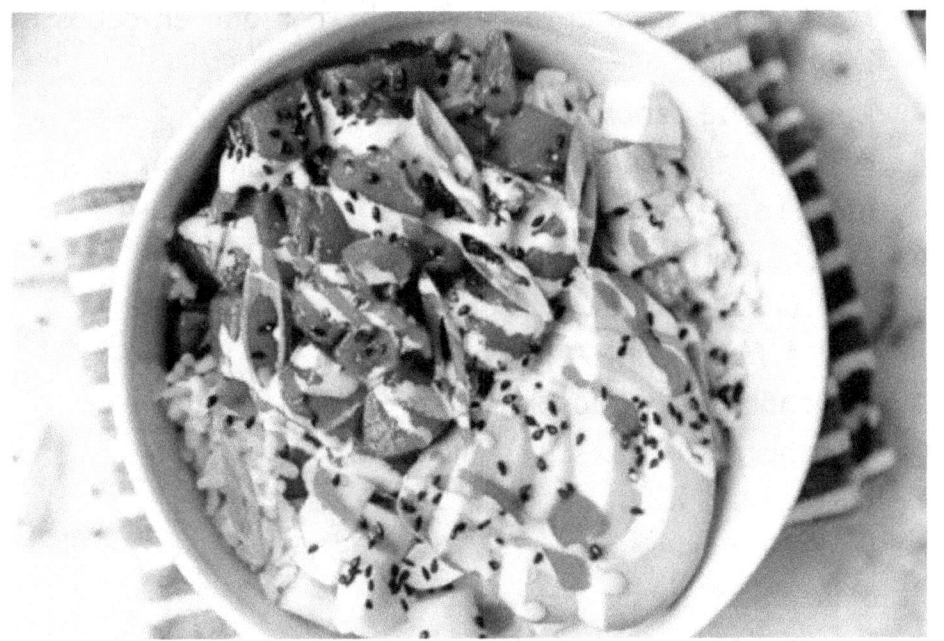

INGREDIENTES:
PARA EL ATÚN:
- 1/2 libra de atún apto para sushi, cortado en cubos de 1/2 pulgada
- 1/4 taza de cebollines en rodajas
- 2 cucharadas de salsa de soja reducida en sodio o tamari sin gluten
- 1 cucharadita de aceite de sésamo
- 1/2 cucharadita de sriracha

PARA LA MAYONESA PICANTE:
- 2 cucharadas de mayonesa ligera
- 2 cucharaditas de salsa sriracha

PARA EL CUENCO:
- 1 taza de arroz integral cocido de grano corto o arroz blanco para sushi
- 1 taza de pepinos, pelados y cortados en cubos de 1/2 pulgada
- 1/2 aguacate Hass mediano (3 onzas), rebanado
- 2 cebolletas, cortadas en rodajas para decorar
- 1 cucharadita de semillas de sésamo negro
- Tamari de soja reducido en sodio o sin gluten, para servir (opcional)
- Sriracha, para servir (opcional)

INSTRUCCIONES:
a) En un tazón pequeño, combine la mayonesa y la sriracha, diluyendo con un poco de agua para rociar.

b) En un tazón mediano, combine el atún con las cebolletas, la salsa de soja, el aceite de sésamo y la sriracha. Mezcle suavemente para combinar y reserve mientras prepara los tazones.

c) En dos tazones, coloque la mitad del arroz, la mitad del atún, el aguacate, el pepino y las cebolletas en capas.
d) Rocíe con mayonesa picante y espolvoree semillas de sésamo. Sirva con salsa de soja adicional a un lado, si lo desea.
e) ¡Disfruta de los sabores atrevidos y picantes de este delicioso Poke Bowl de atún picante!

75. Poke Bowl de salmón con mayonesa picante y shoyu

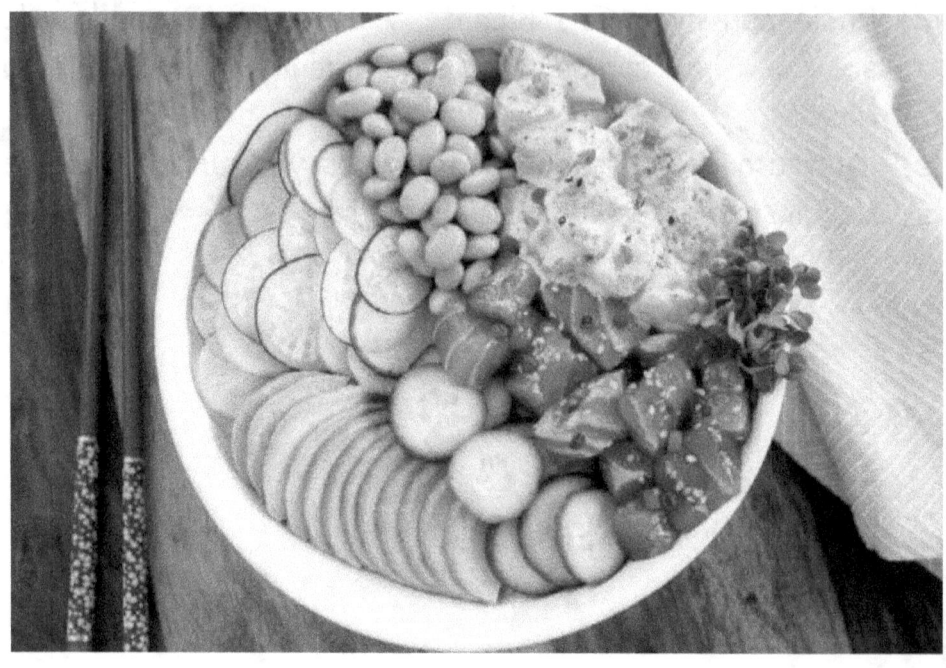

INGREDIENTES:
- 10 oz de salmón o atún apto para sashimi, cortado en cubos pequeños y dividido por la mitad
- 2 porciones de arroz, preferiblemente arroz japonés de grano corto
- Condimento Furikake

MARINADO SHOYU PARA 5OZ DE PESCADO:
- 1 cucharada de salsa de soja japonesa
- $\frac{1}{2}$ cucharadita de aceite de sésamo
- $\frac{1}{2}$ cucharadita de semillas de sésamo tostadas
- 1 cebolla verde, picada
- $\frac{1}{4}$ de cebolla dulce pequeña, en rodajas finas (opcional)

MAYOSA PICANTE PARA 5OZ DE PESCADO:
- 1 cucharada de mayonesa Kewpie
- 1 cucharadita de salsa de chile dulce
- $\frac{1}{4}$ de cucharadita de Sriracha
- $\frac{1}{4}$ de cucharadita de aceite de chile La-Yu o aceite de sésamo
- Una pizca de sal marina
- 1 cebolla verde, picada
- 1 cucharadita de Tobiko, opcional

IDEAS SUPERIORES:
- Edamame sin cáscara
- Palta
- Ensalada De Cangrejo Picante
- Pepinos japoneses, en rodajas finas
- Ensalada De Algas
- Rábanos, en rodajas finas
- Masago
- Jengibre en escabeche
- wasabi

- Cebollas Fritas Crujientes
- Brotes De Rábano
- Shichimi Togarashi

INSTRUCCIONES:
MARINADO SHOYU:
a) En un tazón, combine la salsa de soja japonesa, el aceite de sésamo, las semillas de sésamo tostadas, las cebollas verdes picadas, la cebolla dulce en rodajas (opcional) y 5 onzas de salmón en cubos.
b) Mezcle para combinar y colóquelo en el refrigerador mientras prepara los demás ingredientes.

MAYOSA PICANTE:
c) En un tazón, combine la mayonesa Kewpie, la salsa de chile dulce, la sriracha, el aceite de chile La-Yu, una pizca de sal marina y las cebollas verdes picadas. Ajuste los niveles de especias al gusto agregando más Sriracha si lo desea. Agregue 5 oz de salmón en cubos, mezcle para combinar y colóquelo en el refrigerador.

ASAMBLEA:
d) Coloque el arroz en dos tazones para servir y espolvoree con el condimento Furikake.
e) Cubra los tazones de arroz con salmón Shoyu, salmón con mayonesa picante, pepino, aguacate, rábanos, edamame y cualquier otro aderezo preferido.

76. Poke Bowls de imitación de cangrejo de California

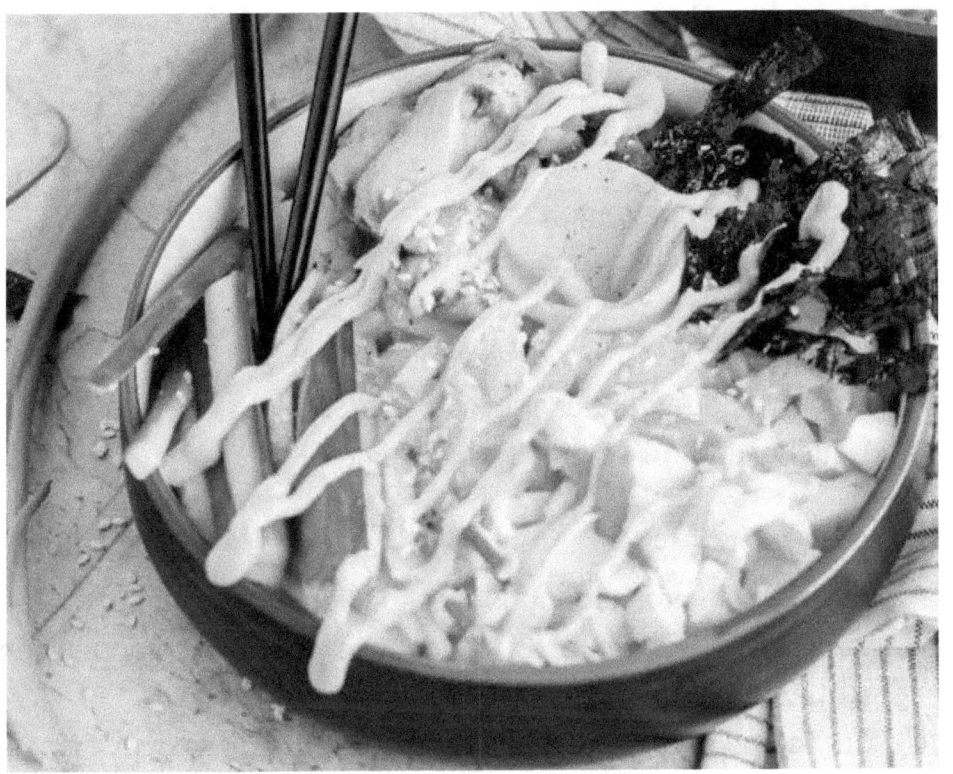

INGREDIENTES:
- 2 tazas de arroz basmati o jazmín
- 1 snack pack de tiras de algas asadas
- 1 taza de carne de cangrejo de imitación
- ½ mango
- ½ aguacate
- ½ taza de pepino inglés
- ¼ de taza de jalapeño, cortado en cubitos
- 4 cucharadas de mayonesa picante
- 3 cucharadas de vinagre de arroz
- 2 cucharadas de glaseado balsámico
- 1 cucharada de semillas de sésamo

INSTRUCCIONES:
a) Cocine el arroz según las instrucciones del paquete. Una vez cocido, agregue el vinagre de arroz y colóquelo en su tazón.
b) Cortar el mango y las verduras en dados muy finos. Corta los jalapeños en rodajas para que queden crujientes y picantes. Colóquelos encima del arroz.
c) Añade al bol la carne de imitación de cangrejo finamente picada.
d) Rocíe mayonesa picante y glaseado balsámico sobre el tazón para darle más sabor. Cubra con semillas de sésamo y tiras de algas.
e) ¡Disfrutar!

77.Poke Bowls de cangrejo picante

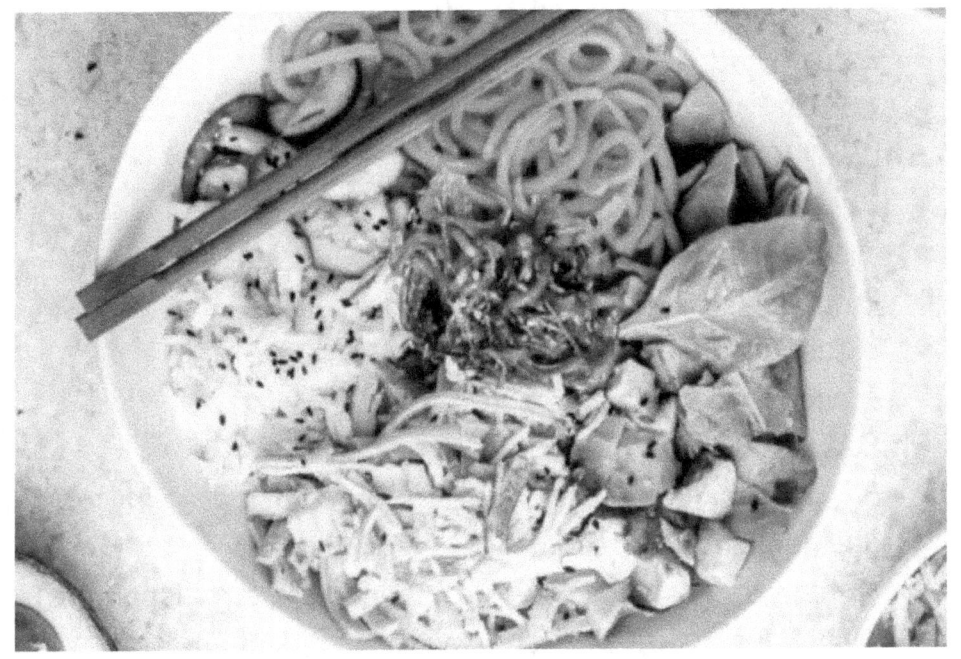

INGREDIENTES:
ARROZ PARA SUSHI:
- 1 taza de arroz para sushi de grano corto
- 2 cucharadas de vinagre de arroz
- 1 cucharadita de azúcar

SALSA POKE BOWL:
- 1 cucharada de azúcar moreno
- 3 cucharadas de mirín
- 2 cucharadas de vinagre de arroz
- 3 cucharadas de salsa de soja
- $\frac{1}{4}$ cucharadita de maicena

ENSALADA DE CANGREJO PICANTE:
- 8 onzas de carne de cangrejo de imitación, desmenuzada o picada
- ⅓ taza de mayonesa (estilo japonés si está disponible)
- 2 cucharadas de sriracha, más o menos al gusto

POKE BOWLS (USA EL QUE QUIERAS):
- Ensalada de algas
- cebollines en rodajas
- Pepinos en rodajas
- Zanahorias en juliana
- aguacate en cubos
- hojas de espinacas frescas
- Daikon encurtido u otros encurtidos japoneses
- aceite de sésamo
- semillas de sésamo

INSTRUCCIONES:
PREPARAR ARROZ PARA SUSHI:
a) Cocine el arroz para sushi según las instrucciones del paquete. Una vez cocido, espolvorear con vinagre de

arroz y azúcar. Revuelva suavemente para combinar. Deje que el arroz se enfríe un poco.

HACER SALSA POKE BOWL:

b) Batir el azúcar moreno, el mirin, el vinagre de arroz, la salsa de soja y la maicena en una cacerola fría. Calienta la salsa a fuego medio, llévala a fuego lento y déjala hervir a fuego lento durante un minuto. Revuelva durante este proceso. Apagar el fuego y dejar enfriar la salsa mientras preparamos los demás ingredientes del bol.

PREPARE ENSALADA DE CANGREJO PICANTE:

c) En un tazón, combine la carne de cangrejo de imitación, la mayonesa y la sriracha. Ajusta la sriracha o mayonesa a tu gusto.

d) Refrigere hasta que esté listo para su uso.

ARMAR LOS POKE BOWLS:

e) Crea una base con arroz y/o espinacas frescas en tazones poco profundos. Cubra con cangrejo picante y aderezos adicionales de su elección.

f) Rocíe la salsa poke preparada sobre los tazones armados. Agrega un toque de aceite de sésamo y espolvorea semillas de sésamo para darle más sabor.

g) Sirva inmediatamente con ingredientes fríos sobre arroz tibio. ¡Disfruta de la deliciosa mezcla de cangrejo picante, arroz para sushi y la salsa dulce de soja poke bowl!

78. Poke Bowls cremosos de camarones y sriracha

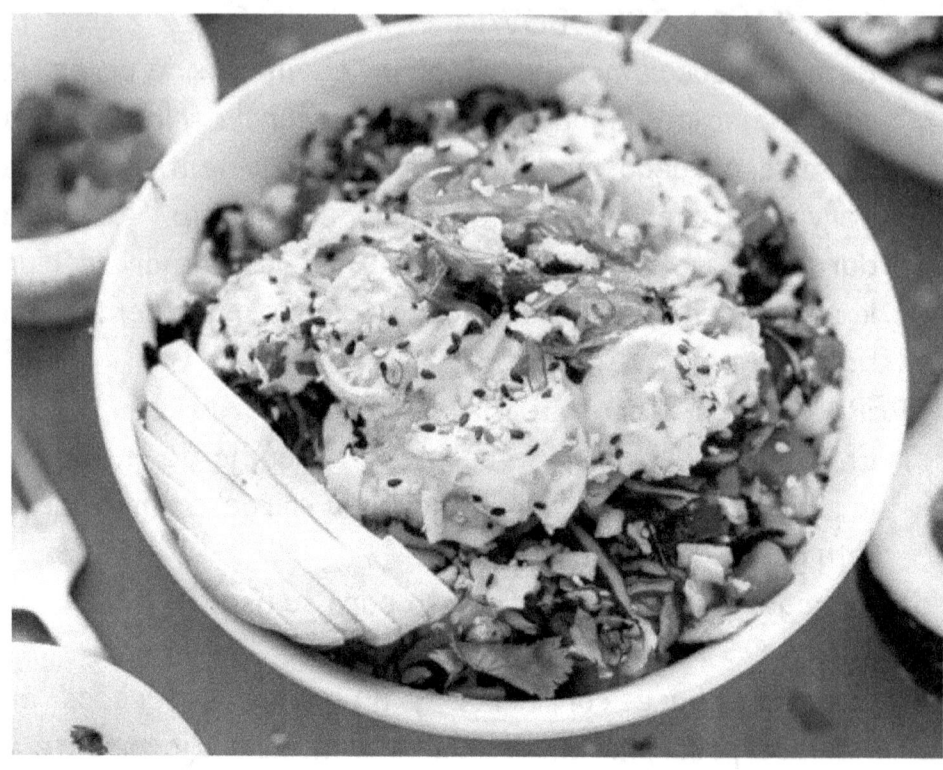

INGREDIENTES:
PARA LOS POKE BOWLS:
- 1 libra de camarones cocidos
- 1 hoja de nori, cortada en tiras
- 1 aguacate, en rodajas
- 1 paquete de ensalada de algas
- 1/2 pimiento rojo, cortado en cubitos
- 1/2 taza de col lombarda, en rodajas finas
- 1/3 taza de cilantro, finamente picado
- 2 cucharadas de semillas de sésamo
- 2 cucharadas de tiras de wonton

PARA ARROZ PARA SUSHI:
- 1 taza de arroz para sushi cocido (aproximadamente 1/2 taza seco; consulte el paquete para conocer la cantidad de agua, generalmente 1 1/2 tazas)
- 2 cucharadas de azúcar
- 2 cucharadas de vinagre de vino de arroz

PARA LA SALSA CREMOSA SRIRACHA:
- 1 cucharada de sriracha
- 1/2 taza de crema agria

PARA EL MAÍZ CON LIMONCILLO:
- 1/2 taza de maíz
- 1/2 tallo de limoncillo, en rodajas finas
- 1 diente de ajo, picado
- 1 cucharada de salsa de soja

INSTRUCCIONES:
PREPARAR ARROZ PARA SUSHI:
a) Cocine el arroz para sushi en una olla arrocera o según las instrucciones del paquete. Cuando termine de

cocinar, agregue el azúcar y el vinagre de arroz, revolviendo para cubrir.

Salsa Cremosa Sriracha:

b) Mezcle la sriracha y la crema agria. Agrega los camarones a esta salsa. Utilice camarones precocidos o descongele camarones crudos congelados y hiérvalos en agua durante 2-3 minutos.

Maíz de limoncillo:

c) Sofríe el maíz, la salsa de soja, el ajo y la hierba de limón a fuego medio-alto durante 5 a 6 minutos hasta que estén bien cocidos.

ARMAR LOS POKE BOWLS:

d) Agregue arroz para sushi a cada tazón, luego cubra con camarones y todos los demás aderezos, incluidas tiras de nori, rodajas de aguacate, ensalada de algas, pimiento rojo cortado en cubitos, col lombarda en rodajas finas, cilantro, semillas de sésamo y tiras de wonton.

e) Mezcle todo en el tazón, asegurándose de que los camarones cremosos cubiertos de sriracha se distribuyan uniformemente.

79. Poke Bowl de Pescado y Wasabi

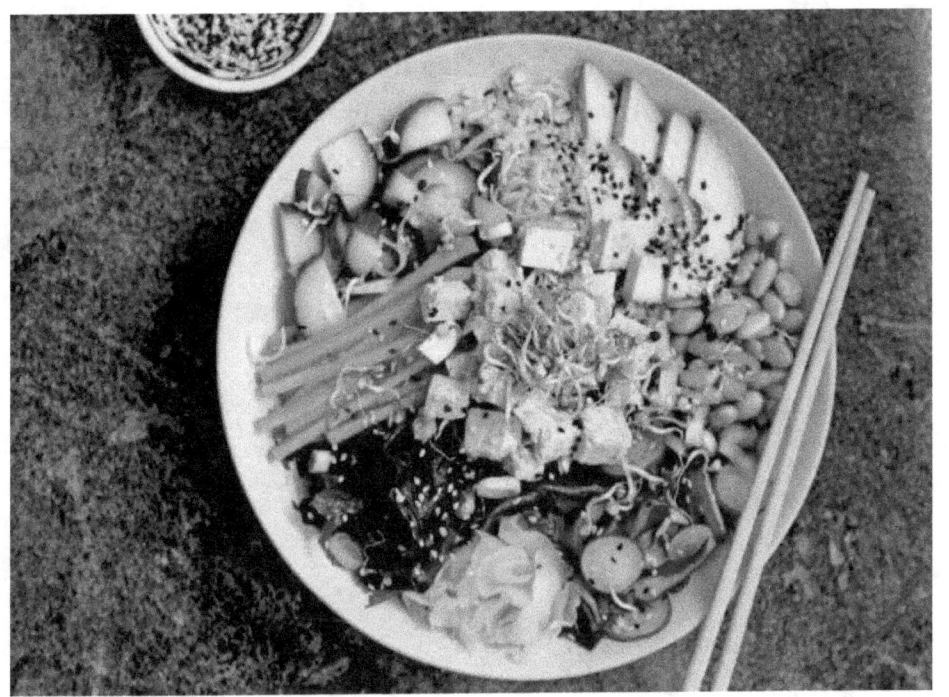

INGREDIENTES:
PARA EL PESCADO:
- 1 filete de salmón o atún (asegúrese de que sea apto para sashimi/sushi; ¡es seguro consumirlo crudo!) o use salmón ahumado, pollo cocido, camarones, etc.
- ⅓ taza de aminoácidos de coco
- ¼ de taza de jugo de naranja compatible
- Wasabi compatible
- 1 paquete (2 cucharadas) de aderezo Ranch de aguacate Tessemae

PARA EL CUENCO:
- Arroz de coliflor (cocido o crudo)
- Pepino cortado en cubitos
- Dados de mango
- Piña en cubitos
- Cebolla morada picada
- Cebolla verde
- Zanahorias Ralladas
- Guisantes
- ¡Las opciones y versatilidad son infinitas!

INSTRUCCIONES:
PREPARAR EL PESCADO:
a) Filetear el pescado si aún no está hecho.
b) Corta el pescado en cubos pequeños.

HACER LA MARINADA:
c) En un tazón pequeño, mezcle los aminoácidos de coco, el jugo de naranja, el wasabi y el aderezo Ranch de aguacate de Tessemae.
d) Marina los cubos de pescado en esta mezcla durante 10-15 minutos.

Armar el cuenco:
e) Utilice tantas frutas y verduras como prefiera. ¡Es tu poke bowl!
f) Combine arroz de coliflor, pepino cortado en cubitos, mango cortado en cubitos, piña cortada en cubitos, cebolla morada cortada en cubitos, cebolla verde, zanahorias ralladas y guisantes en un tazón.
g) Coloque con cuidado los cubos de pescado marinado encima de las verduras ensambladas y el arroz de coliflor.

80. Poke Bowl de atún picante y picante Keto

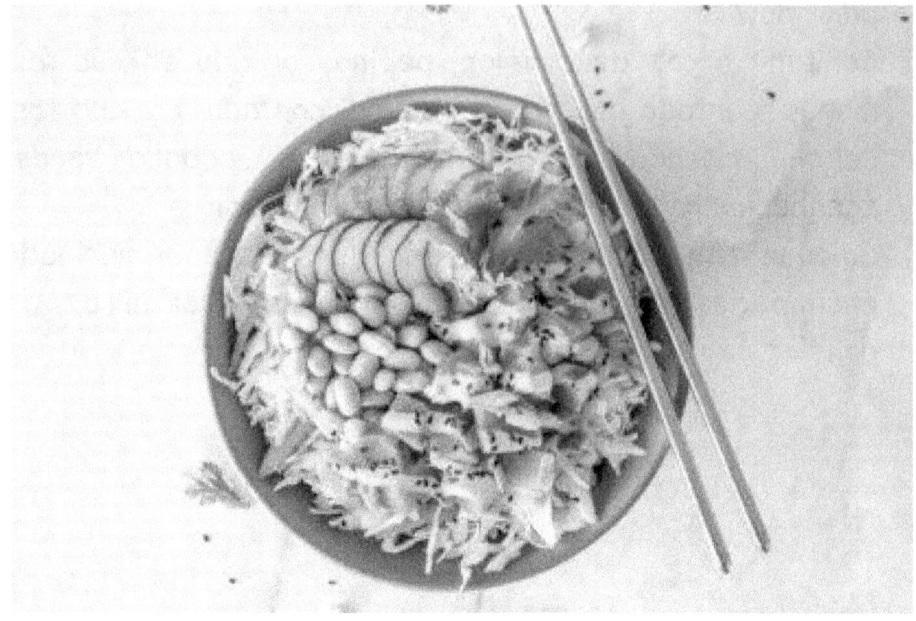

INGREDIENTES:
- Kit de poke de atún Ahi de 1 libra de Vital Choice
- 1 lote de mayonesa asiática dulce y picante (receta a continuación)

COBERTURAS Y GUARNICIONES OPCIONALES:
- arroz de coliflor
- Arroz Cero Carbohidratos
- Edamame sin cáscara orgánico
- Repollo rallado
- Zanahorias ralladas
- Zanahorias fermentadas
- Las setas marinadas
- cebollas dulces
- Palta
- Cebollas verdes en rodajas
- Semillas de sésamo negro
- Pepino
- Rábanos
- Cilantro

INSTRUCCIONES:
PREPARAR MAYO ASIÁTICO DULCE Y PICANTE:
a) En un tazón pequeño, prepare una tanda de mayonesa asiática dulce y picante según la receta proporcionada. Dejar de lado.

ARMAR EL POKE BOWL:
b) Coloque los aderezos y guarniciones opcionales de su elección en un tazón.
c) Coloque el atún en cubos apto para sushi (del kit Ahi Tuna Poke Kit) sobre los ingredientes dispuestos en el tazón.

d) Rocíe la salsa mayonesa asiática dulce y picante sobre la parte superior del poke bowl.

81. Salmón y Kimchi con Mayo Poke

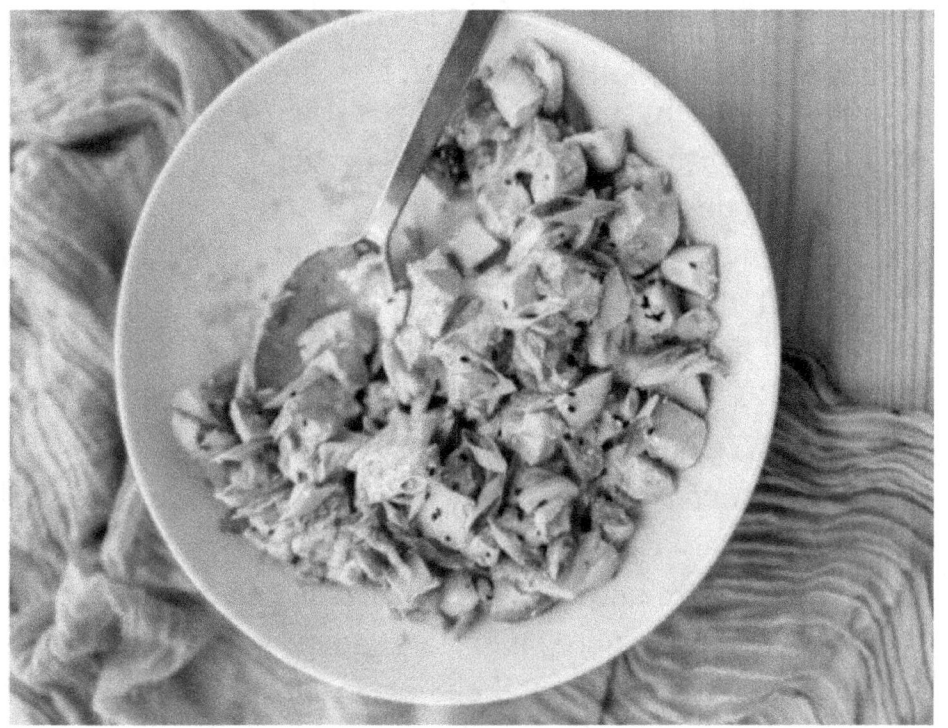

INGREDIENTES:
- 2 cucharaditas salsa de soja
- 1 cucharadita jengibre fresco rallado
- 1/2 cucharadita ajo finamente picado
- 1 libra. salmón, cortado en trozos de 3/4 de pulgada
- 1 cucharadita aceite de sésamo tostado
- 1/2 taza de kimchi picado
- 1/2 taza de cebolletas en rodajas finas (solo las partes verdes)
- Sal dos llaves

INSTRUCCIONES:
a) En un tazón pequeño, combine la salsa de soja, el jengibre y el ajo. Revuelva y deje reposar el jengibre y el ajo durante unos 5 minutos para que se suavicen.
b) En un tazón mediano, mezcle el salmón con el aceite de sésamo hasta que esté cubierto uniformemente; esto evitará que la acidez del kimchi "cocine" el pescado. Agrega la mezcla de kimchi, cebolletas y salsa de soja.
c) Doblar suavemente hasta que esté bien mezclado. Pruebe y agregue sal según sea necesario; Si tu kimchi ya está bien condimentado, es posible que no necesites sal.
d) Sirva inmediatamente o cubra bien y refrigere hasta por un día. Si dejas marinar el poke, pruébalo nuevamente justo antes de servir; es posible que tengas que condimentarlo con una pizca de sal.

82. Poke De Salmón Y Kimchi

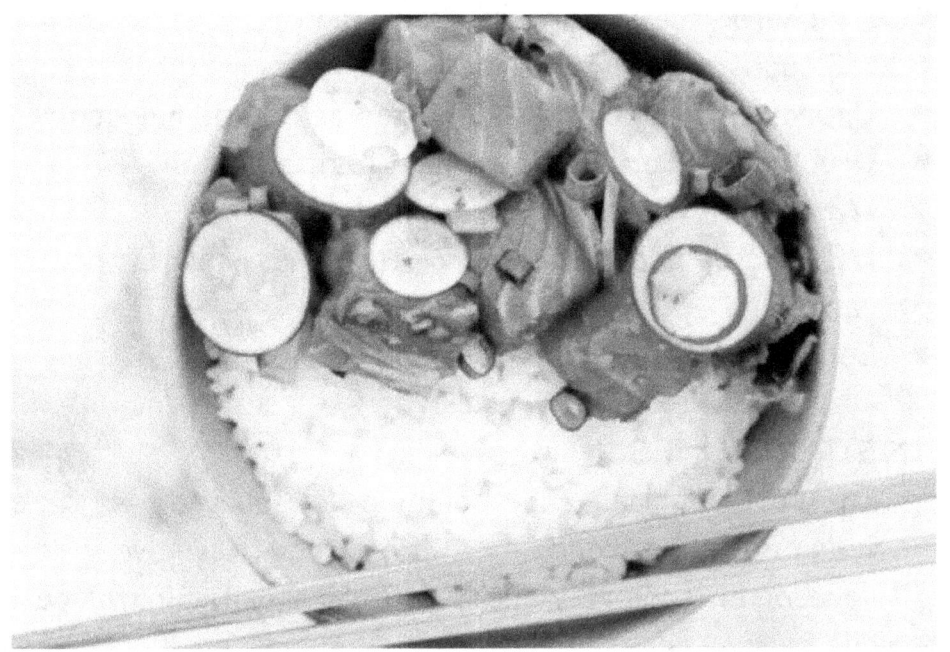

INGREDIENTES:
- 2 cucharaditas salsa de soja
- 1 cucharadita jengibre fresco rallado
- 1/2 cucharadita ajo finamente picado
- 1 libra. salmón, cortado en trozos de 3/4 de pulgada
- 1 cucharadita aceite de sésamo tostado
- 1/2 taza de kimchi picado
- 1/2 taza de cebolletas en rodajas finas (solo las partes verdes)
- Sal dos llaves

INSTRUCCIONES:
a) En un tazón pequeño, combine la salsa de soja, el jengibre fresco rallado y el ajo picado. Revuelva y deje reposar el jengibre y el ajo durante unos 5 minutos para que se suavicen.
b) En un tazón mediano, mezcle el salmón con aceite de sésamo tostado hasta que esté uniformemente cubierto. Esto evita que la acidez del kimchi "cocine" el pescado.
c) Agregue el kimchi picado, las cebolletas en rodajas finas y la mezcla de salsa de soja al tazón con el salmón. Doblar suavemente hasta que esté bien mezclado.
d) Pruebe el poke y agregue sal según sea necesario. Si el kimchi ya está bien condimentado, es posible que no necesites sal adicional.
e) Sirva inmediatamente o cubra bien y refrigere hasta por un día. Si está marinando, pruebe nuevamente justo antes de servir y ajuste la sal si es necesario.

83. Poke Bowls de atún braseado

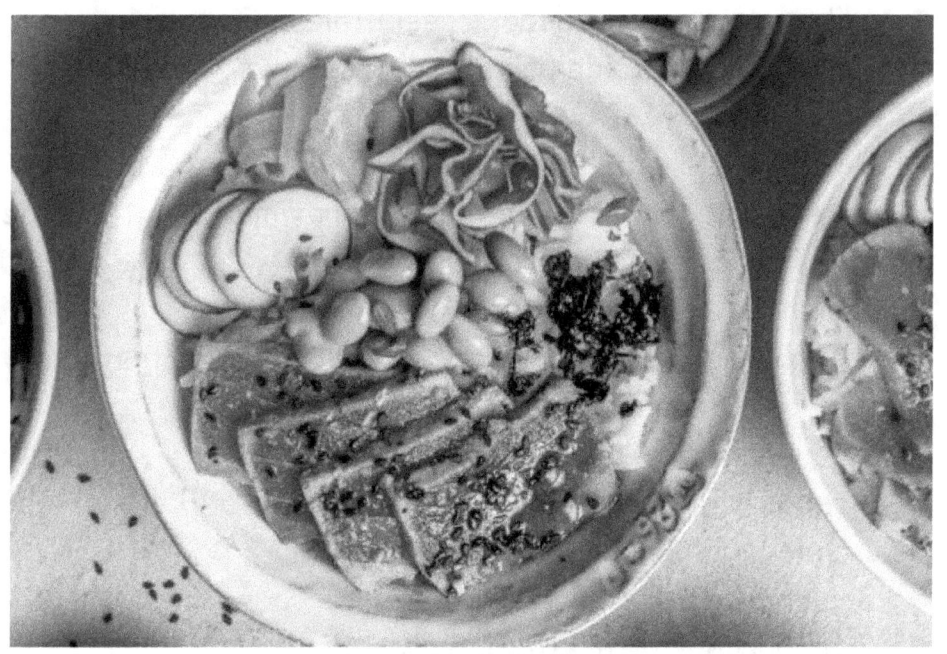

INGREDIENTES:
PARA EL POKE
- 1 libra de atún braseado Irresistibles y Tataki
- Arroz blanco cocido para servir poke con

PARA EL MARINADO
- $\frac{1}{4}$ de taza de cebolla dulce, en rodajas finas
- 1 cebolleta, cortada al bies (aproximadamente $\frac{1}{4}$ de taza) y más para decorar
- 2 dientes de ajo, picados
- 2 cucharaditas de semillas de sésamo negro, tostadas y más para decorar
- 2 cucharaditas de anacardos (tostados y sin sal), picados y tostados
- 1 chile rojo picado y más para decorar
- 3 cucharadas de salsa de soja
- 2 cucharadas de aceite de sésamo
- 2 cucharaditas de vinagre de arroz
- 1 cucharadita de jugo de lima
- 1 cucharada de sriracha y más para servir
- $\frac{1}{4}$ de cucharadita de sal marina
- $\frac{1}{2}$ cucharadita de hojuelas de pimiento rojo (opcional)

OPCIONES DE ADORNO ADICIONALES
- pepino en rodajas
- Rábanos en rodajas
- Repollo en rodajas
- Copos de algas
- Aguacate Picado
- edamame

INSTRUCCIONES:

a) Combine todos los ingredientes de la marinada en un tazón grande y agregue las rodajas de atún chamuscadas y revuelva suavemente para cubrir.
b) Cubra y refrigere durante 10-30 minutos.
c) Retirar del refrigerador y servir sobre una cama de arroz blanco junto con las guarniciones que desee y un poco de salsa picante/sriracha como acompañamiento.

TAZONES DE SUSHI ARCO IRIS

84. Tazas de sushi de naranja

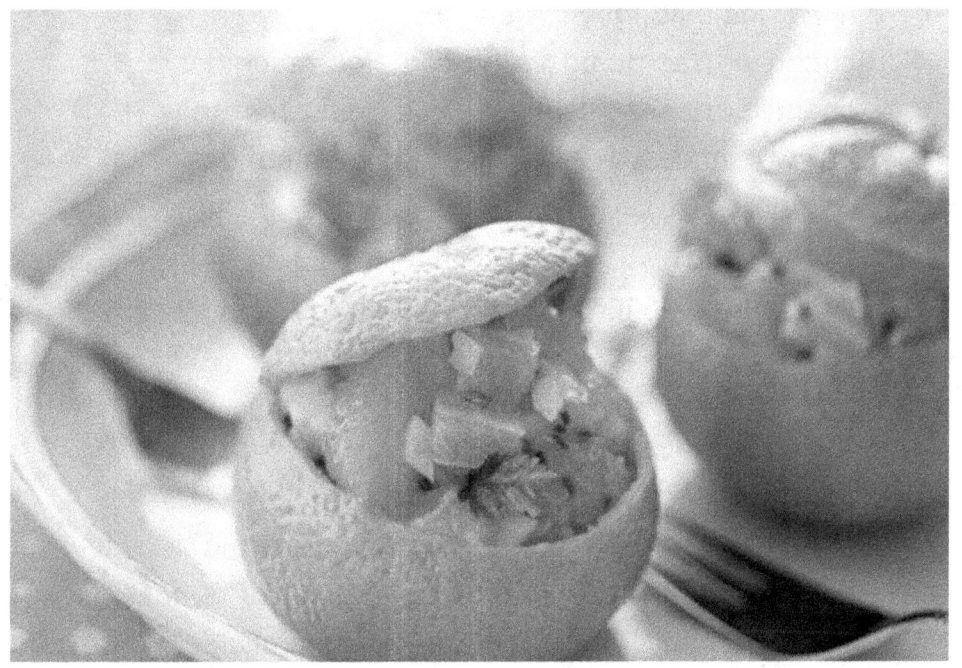

INGREDIENTES:
- 1 taza de arroz para sushi tradicional preparado
- 2 naranjas ombligo sin semillas
- 2 cucharaditas de pasta de ciruelas escogidas
- 2 cucharaditas de semillas de sésamo tostadas
- 4 hojas grandes de shiso u hojas de albahaca
- 4 cucharaditas de cebollas verdes picadas, solo las partes verdes
- 4 palitos de cangrejo de imitación, estilo juego
- 1 hoja de nori

INSTRUCCIONES:
a) Prepara el arroz para sushi.
b) Corta las naranjas por la mitad en forma transversal. Retire una pequeña rebanada de la parte inferior de cada mitad para que cada una quede plana sobre la tabla de cortar. Utilice una cuchara para quitar el interior de cada mitad. Reserve los jugos, la pulpa y los gajos para otro uso, como la salsa Ponzu.
c) Sumerge las yemas de los dedos en agua y pon aproximadamente 2 cucharadas del arroz para sushi preparado dentro de cada tazón de naranja.
d) Unte ½ cucharadita de pasta de ciruelas encurtidas sobre el arroz. Agrega otras 2 cucharadas de capa de arroz a cada uno de los tazones. Espolvorea ½ cucharadita de semillas de sésamo tostadas sobre el arroz.
e) Meta una hoja de shiso en la esquina de cada tazón. Coloque 1 cucharadita de cebollas verdes delante de las hojas de shiso en cada tazón. Tome los palitos de cangrejo de imitación y frótelos entre las palmas para

desmenuzarlos o use un cuchillo para cortarlos en pedazos. Apila una barra de cangrejo encima de cada tazón.

f) Para servir, corte el nori en tiras de cerillas con un cuchillo. Cubra cada tazón con algunos de los trozos de nori. Servir con salsa de soja.

85. Tazón de sushi salteado

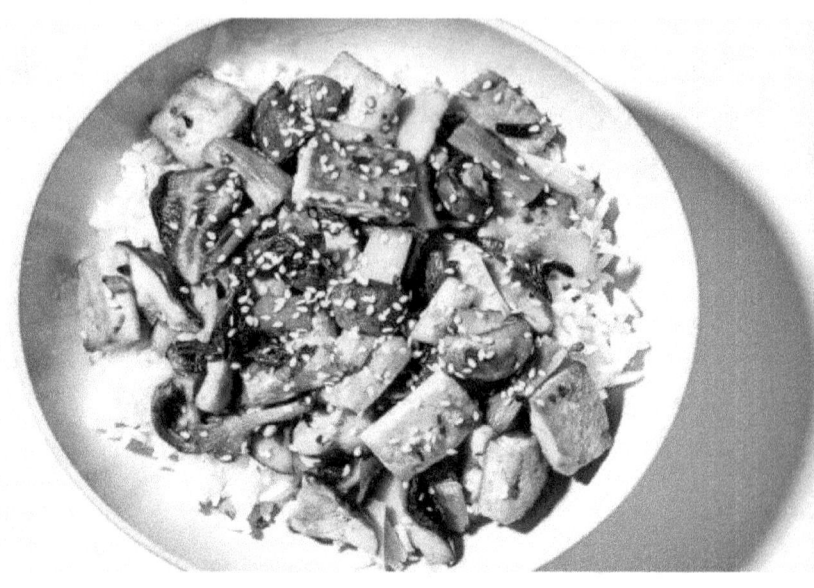

INGREDIENTES:
- 1½ tazas de arroz para sushi
- 4 hojas grandes de lechuga mantecosa
- ½ taza de maní tostado, picado en trozos grandes
- 4 cucharaditas de cebollas verdes picadas, solo las partes verdes
- 4 hongos shiitake grandes, sin tallos y cortados en rodajas finas
- Mezcla de tofu picante
- ½ zanahoria, cortada en espiral o rallada

INSTRUCCIONES:
a) Prepara la mezcla de arroz para sushi y tofu picante.
b) Coloque las hojas de lechuga con mantequilla en una bandeja para servir.
c) Mezcle el arroz para sushi preparado, el maní tostado, las cebollas verdes picadas y las rodajas de champiñones shiitake en un tazón mediano.
d) Divida el arroz mezclado entre los "tazones" de lechuga.
e) Empaque con cuidado el arroz en el tazón de lechuga.
f) Divida la mezcla de tofu picante entre los tazones de lechuga.
g) Cubra cada uno con algunos de los remolinos o tiras de zanahoria.
h) Sirva los tazones de salteado con un poco de jarabe de soja endulzado.

86. Tazón de sushi de huevo, queso y judías verdes

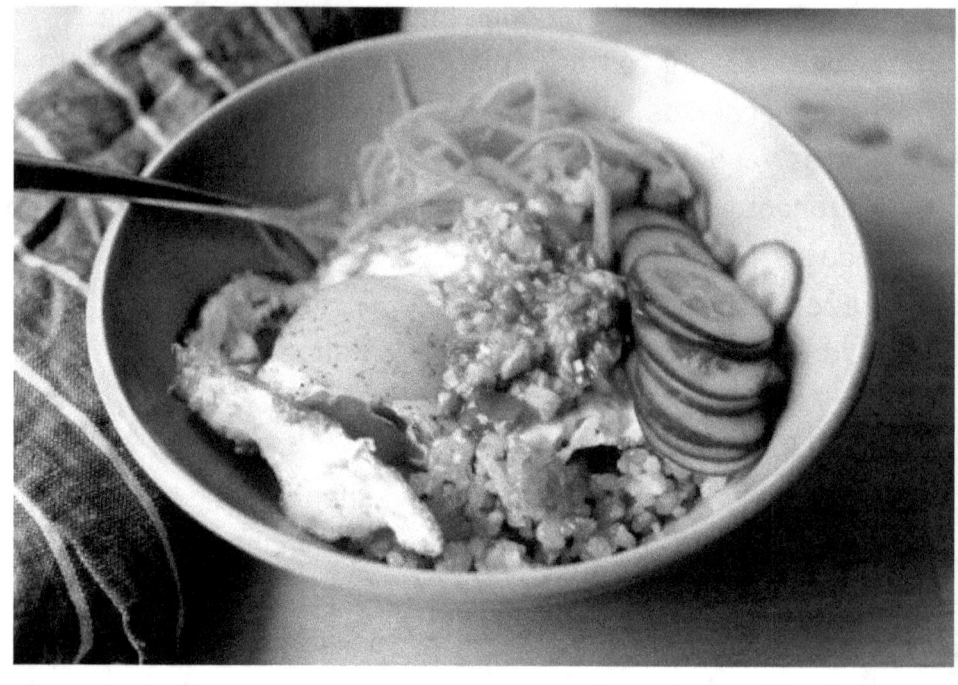

INGREDIENTES:
- 1½ tazas de arroz para sushi tradicional preparado
- 10 judías verdes, blanqueadas y cortadas en tiras
- 1 hoja de tortilla japonesa, cortada en tiras
- 4 cucharadas de queso de cabra, desmenuzado
- 2 cucharaditas de cebollas verdes picadas, solo las partes verdes

INSTRUCCIONES:
a) Prepara la Hoja de Arroz para Sushi y Tortilla Japonesa.
b) Mójate las yemas de los dedos antes de agregar ¾ de taza de arroz para sushi a cada tazón.
c) Aplana suavemente la superficie del arroz en cada tazón.
d) Divida las judías verdes, los huevos de tortilla triturados y el queso de cabra entre los 2 tazones formando un patrón atractivo.
e) Para servir, espolvoree 1 cucharadita de cebollas verdes en cada tazón.

87. Tazón de sushi de melocotón

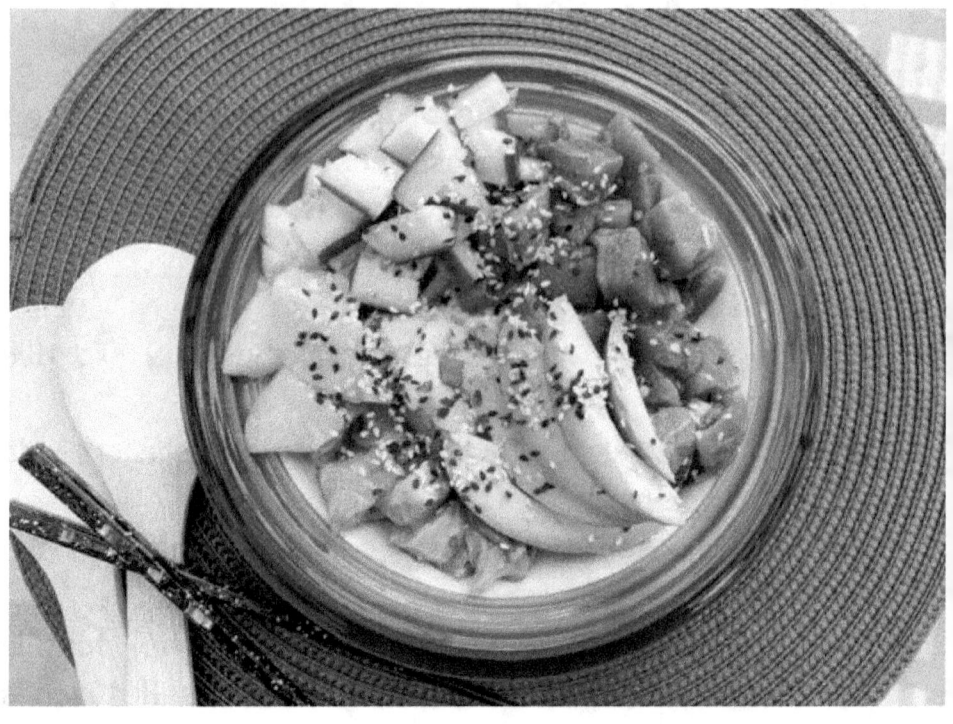

INGREDIENTES:
- 2 tazas de arroz para sushi tradicional preparado
- 1 melocotón grande, sin semillas y cortado en 12 gajos
- ½ taza de aderezo de arroz para sushi
- ½ cucharadita de salsa de chile con ajo
- Un chorrito de aceite de sésamo oscuro
- 1 manojo de berros, sin tallos gruesos

ADORNOS OPCIONALES
- Palta
- Salmón
- Atún

INSTRUCCIONES:
a) Prepare el arroz para sushi y el aderezo extra de arroz para sushi.
b) Pon los gajos de durazno en un tazón mediano. Agregue el aderezo de arroz para sushi, la salsa de chile con ajo y el aceite de sésamo oscuro.
c) Mezcle bien los duraznos en la marinada antes de cubrirlos.
d) Deje que los duraznos reposen a temperatura ambiente en la marinada durante al menos 30 minutos y hasta 1 hora.
e) Mójate las yemas de los dedos antes de colocar ½ taza del arroz para sushi preparado en cada tazón.
f) Aplana suavemente la superficie del arroz.
g) Divida los ingredientes de manera uniforme en un patrón atractivo sobre la parte superior de cada tazón, permitiendo 3 rodajas de durazno por porción.
h) Sirva con un tenedor y salsa de soja para mojar.

88. Tazón de sushi de pisto

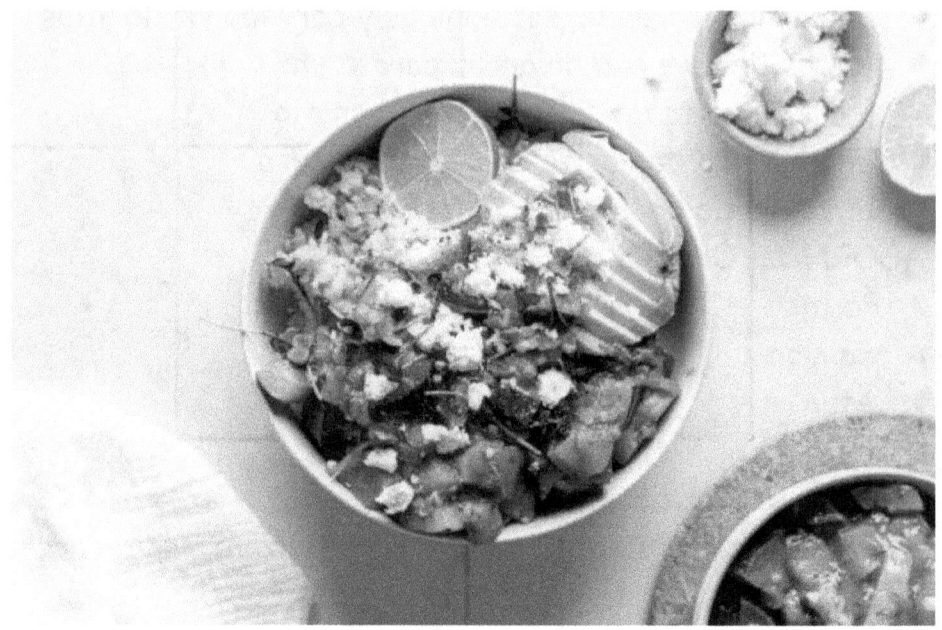

INGREDIENTES:
- 2 tazas de arroz para sushi tradicional preparado
- 4 tomates grandes, blanqueados y pelados
- 1 cucharada de cebolla verde picada, solo las partes verdes
- ½ berenjena japonesa pequeña, asada y cortada en cubos pequeños
- 4 cucharadas de cebollas fritas
- 2 cucharadas de aderezo para fideos con sésamo

INSTRUCCIONES:
a) Prepara el aderezo de arroz para sushi y fideos con sésamo.
b) Coloque el arroz para sushi, las cebolletas, las berenjenas, las cebollas fritas y el aderezo de fideos con sésamo en un tazón mediano y mezcle bien.
c) Corta la parte superior de cada tomate y saca el centro.
d) Vierta ½ taza de la mezcla de arroz para sushi en cada tazón de tomate.
e) Utilice el dorso de la cuchara para aplanar suavemente el arroz.
f) Sirve los tazones de tomate con un tenedor.

89. Tazón de sushi de tofu frito crujiente

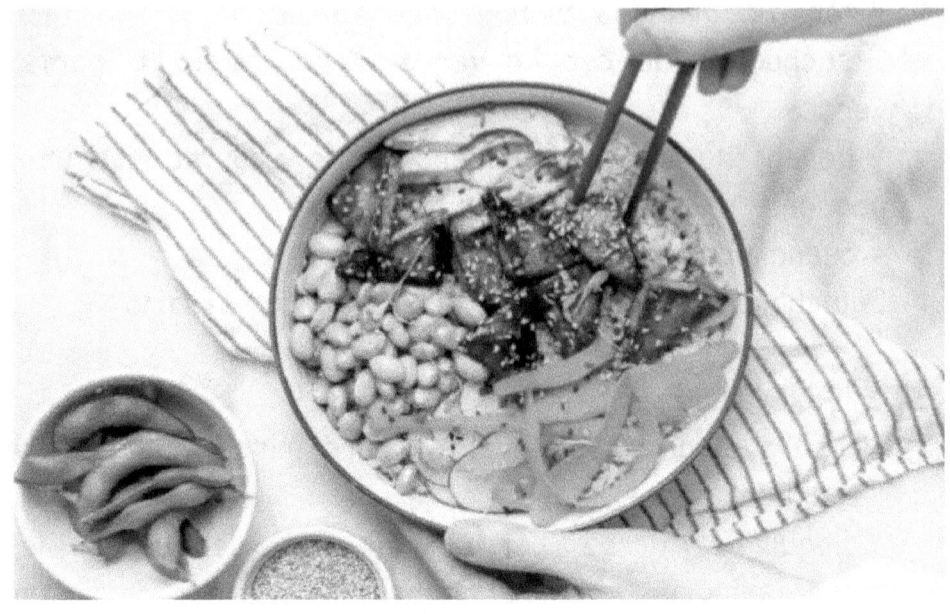

INGREDIENTES:
- 4 tazas de arroz para sushi tradicional preparado
- 6 onzas de tofu firme, cortado en rodajas gruesas
- 2 cucharadas de fécula de patata o maicena
- 1 clara de huevo grande, mezclada con 1 cucharadita de agua
- ½ taza de pan rallado
- 1 cucharadita de aceite de sésamo oscuro
- 1 cucharadita de aceite de cocina
- ½ cucharadita de sal
- Una zanahoria, cortada en 4 palitos
- ½ aguacate, cortado en rodajas finas
- 4 cucharadas de granos de maíz, cocidos
- 4 cucharaditas de cebollas verdes picadas, solo las partes verdes
- 1 nori, cortado en tiras finas

INSTRUCCIONES:
a) Prepara el arroz para sushi.
b) Coloque las rebanadas entre capas de toallas de papel o paños de cocina limpios y coloque un recipiente pesado encima de ellas.
c) Deje escurrir las rodajas de tofu durante al menos 10 minutos.
d) Calienta tu horno a 375°F.
e) Pasa las rodajas de tofu escurridas por el almidón de patata.
f) Pon las rodajas en la mezcla de clara de huevo y dales la vuelta para cubrirlas.
g) Mezcle el panko, el aceite de sésamo oscuro, la sal y el aceite de cocina en un tazón mediano.

h) Presione ligeramente un poco de la mezcla de panko sobre cada una de las rodajas de tofu.
i) Coloca las rodajas en una bandeja para horno cubierta con papel pergamino.
j) Hornee por 10 minutos y luego dé la vuelta a las rebanadas.
k) Hornee por otros 10 minutos, o hasta que la capa de panko esté crujiente y dorada.
l) Retire las rodajas del horno y déjelas enfriar un poco.
m) Reúna 4 tazones pequeños para servir. Mójate las yemas de los dedos antes de agregar $\frac{3}{4}$ de taza de arroz para sushi a cada tazón.
n) Aplana suavemente la superficie del arroz en cada tazón. Divide las rodajas de tofu panko entre los 4 tazones.
o) Agrega $\frac{1}{4}$ de los palitos de zanahoria a cada tazón.
p) Pon $\frac{1}{4}$ de las rodajas de aguacate en cada bol. Coloque 1 cucharada de granos de maíz encima de cada tazón.
q) Para servir, espolvoree $\frac{1}{4}$ de las tiras de nori sobre cada tazón. Sirva con jarabe de soja endulzado o salsa de soja.

90. Tazón de sushi de aguacate

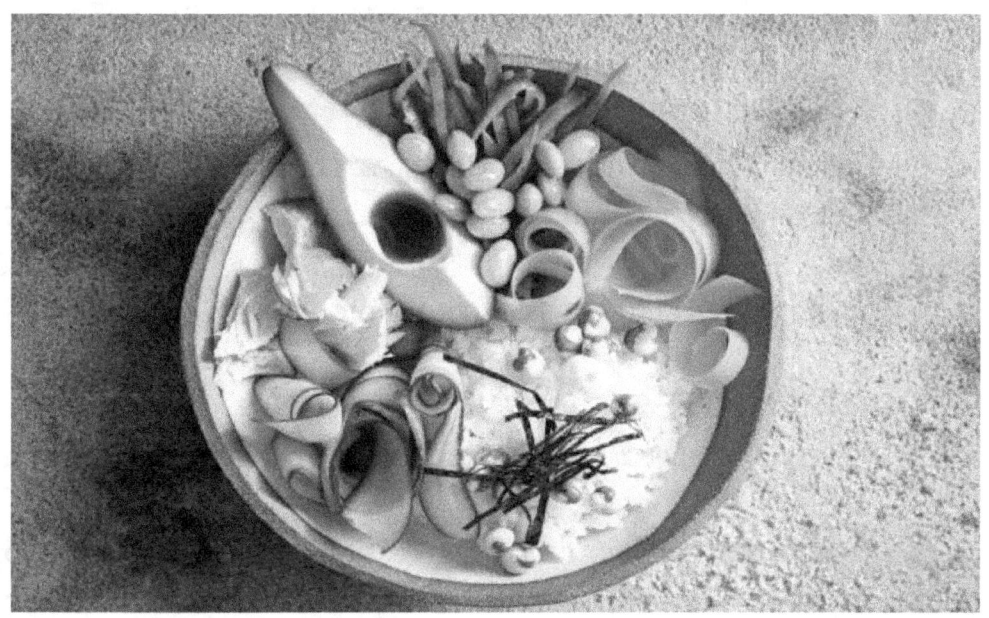

INGREDIENTES:
- 1½ tazas de arroz para sushi tradicional preparado
- ¼ de jícama pequeña, pelada y cortada en palitos
- ½ chile jalapeño, sin semillas y picado en trozos grandes
- Jugo de ½ lima
- 4 cucharadas de aderezo de arroz para sushi
- ¼ de aguacate, pelado, sin semillas y cortado en rodajas finas
- 2 ramitas de cilantro fresco, para decorar

INSTRUCCIONES:
a) Prepara el arroz para sushi y el aderezo de arroz para sushi.
b) Mezcle las cerillas de jícama, el jalapeño picado, el jugo de limón y el aderezo de arroz para sushi en un tazón pequeño que no sea de metal. Deja que los sabores se mezclen durante al menos 10 minutos.
c) Escurre el líquido de la mezcla de jícama.
d) Mójate las yemas de los dedos antes de agregar ¾ de taza de arroz para sushi a cada tazón.
e) Aplana suavemente la superficie del arroz.
f) Coloque la mitad de la jícama marinada encima de cada tazón.
g) Divida las rodajas de aguacate entre los 2 tazones, disponiendo cada una en un patrón atractivo sobre el arroz.
h) Para servir, cubra cada tazón con una ramita de cilantro fresco y salsa Ponzu.

CUENCOS DE BUDA ARCO IRIS

91. Tazones revueltos de tofu y coles de Bruselas

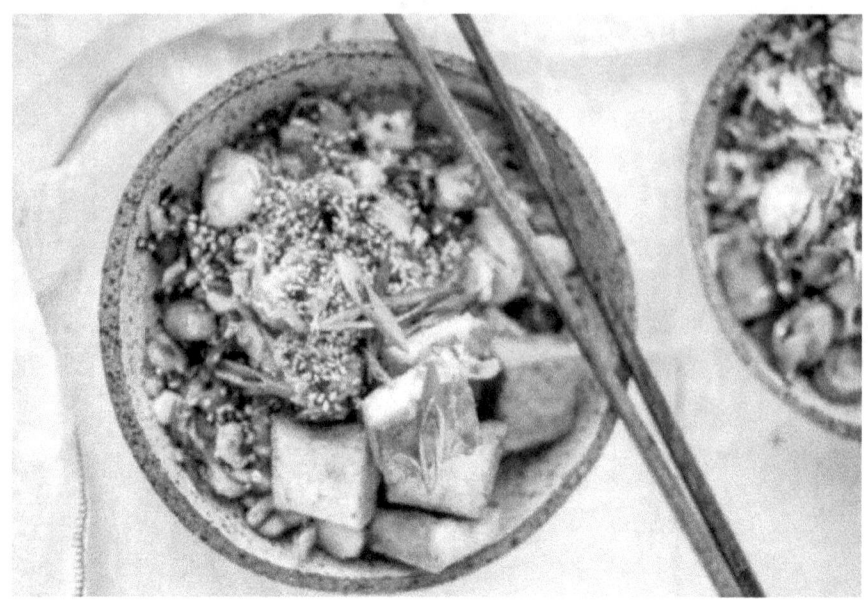

INGREDIENTES:

- 2 tazas (140 g) de col rizada toscana finamente rallada
- ½ libra (224 g) de coles de Bruselas, recortadas y ralladas
- 2½ cucharadas (37 ml) de aguacate o aceite de oliva virgen extra, cantidad dividida
- Jugo de ½ limón
- Sal kosher y pimienta negra recién molida
- 1 batata grande, cortada en gajos
- ½ cucharadita de pimentón
- 14 onzas (392 g) de tofu extra firme, prensado y escurrido
- 3 cebolletas, partes blanca y verde, en rodajas finas
- 2 cucharadas (6 g) de levadura nutricional
- 1 cucharadita (2 g) de cúrcuma molida
- ½ cucharadita de ajo en polvo
- 2 aguacates, pelados, sin hueso y en rodajas finas
- 1 receta de Salsa Tahini Verde
- Semillas de girasol

INSTRUCCIONES

a) Precalienta el horno a 425 °F (220 °C, o marca de gas 7).

b) Agrega la col rizada y las coles de Bruselas a un tazón grande. Frote con ½ cucharada (7 ml) de aceite y mezcle con el jugo de limón y una pizca de sal; dejar de lado.

c) Agrega las rodajas de papa a una bandeja para hornear con borde y mezcla con 1 cucharada (15 ml) de aceite, pimentón, sal y pimienta. Ase hasta que estén tiernos y ligeramente dorados, aproximadamente 20 minutos, revolviendo una vez a la mitad. Mientras tanto, prepara el tofu.

d) Agrega el tofu a un tazón mediano y divídelo en pequeñas cuajadas con un tenedor o con los dedos. Calienta la 1 cucharada (15 ml) de aceite restante en una sartén grande a fuego medio-alto. Agregue las cebolletas y saltee hasta que estén suaves y fragantes, aproximadamente 2 minutos. Agrega el tofu y saltea durante 2 minutos. Agrega la levadura nutricional, la cúrcuma, el ajo en polvo, la sal y la pimienta y revuelve hasta que estén bien combinados. Continúe cocinando hasta que el tofu esté completamente caliente y ligeramente dorado, de 4 a 5 minutos más.

e) Para servir, divida la col rizada y las coles de Bruselas en tazones. Cubra con camote asado, tofu revuelto y aguacate, luego rocíe con salsa tahini verde y espolvoree con semillas de girasol.

92. Bowls Niçoise de lentejas y salmón ahumado

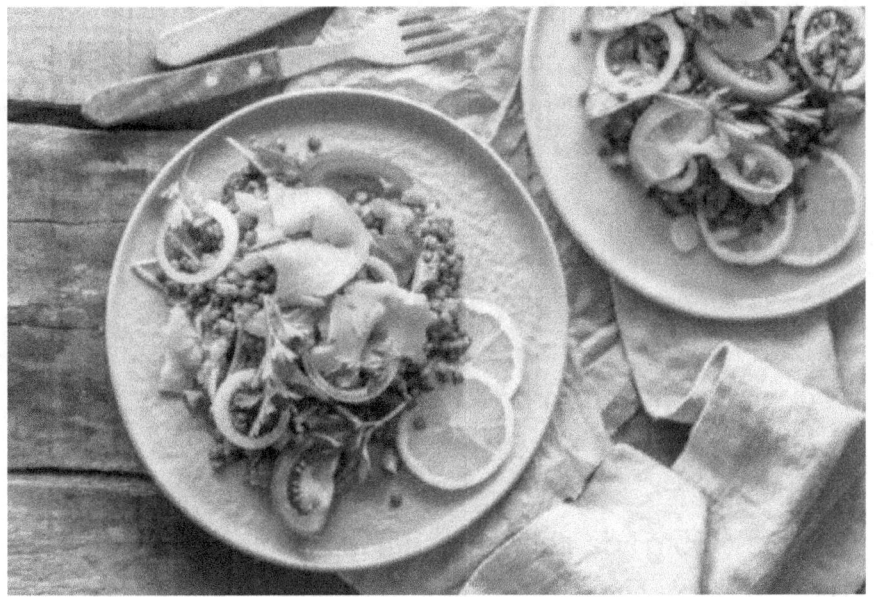

INGREDIENTES:

- $\frac{3}{4}$ de taza (144 g) de lentejas francesas
- Sal kosher y pimienta negra recién molida
- 8 patatas alevines, cortadas por la mitad a lo largo
- 2 cucharadas (30 ml) de aguacate o aceite de oliva virgen extra, cantidad dividida
- 1 chalota, cortada en cubitos
- 6 onzas (168 g) de judías verdes, cortadas
- 2 tazas empaquetadas (40 g) de rúcula
- 1 taza (150 g) de tomates uva, cortados por la mitad
- 8 rábanos, en cuartos
- 1 bulbo de hinojo, recortado y en rodajas finas
- 4 huevos duros, partidos por la mitad
- 4 onzas (115 g) de salmón ahumado en rodajas finas
- 1 receta de vinagreta de vino blanco y limón

INSTRUCCIONES

a) Precalienta el horno a 425 °F (220 °C, o marca de gas 7).

b) Agrega las lentejas y una pizca generosa de sal a una cacerola mediana y cubre con agua al menos 5 cm (2 pulgadas). Deje hervir, luego reduzca el fuego a bajo y cocine a fuego lento hasta que estén tiernos, aproximadamente 25 minutos. Escurrir el exceso de agua.

c) Mezcla las patatas con 1 cucharada (15 ml) de aceite, sal y pimienta. Colóquelos en una sola capa sobre una bandeja para hornear con borde. Ase hasta que estén tiernos y ligeramente dorados, aproximadamente 20 minutos. Dejar de lado.

d) Mientras tanto, calienta la 1 cucharada (15 ml) de aceite restante en una sartén a fuego medio. Saltee la chalota hasta que esté suave, aproximadamente 3 minutos. Agrega las judías verdes y sazona con sal y pimienta. Cocine, revolviendo ocasionalmente, hasta que estén tiernos, aproximadamente 5 minutos.
e) Para servir, divida las lentejas y la rúcula en tazones. Cubra con patatas crujientes, judías verdes, tomates, rábanos, hinojo, huevo y salmón ahumado. Rocíe con vinagreta de vino blanco y limón.

93. Tazones de salmón ahumado y fideos soba

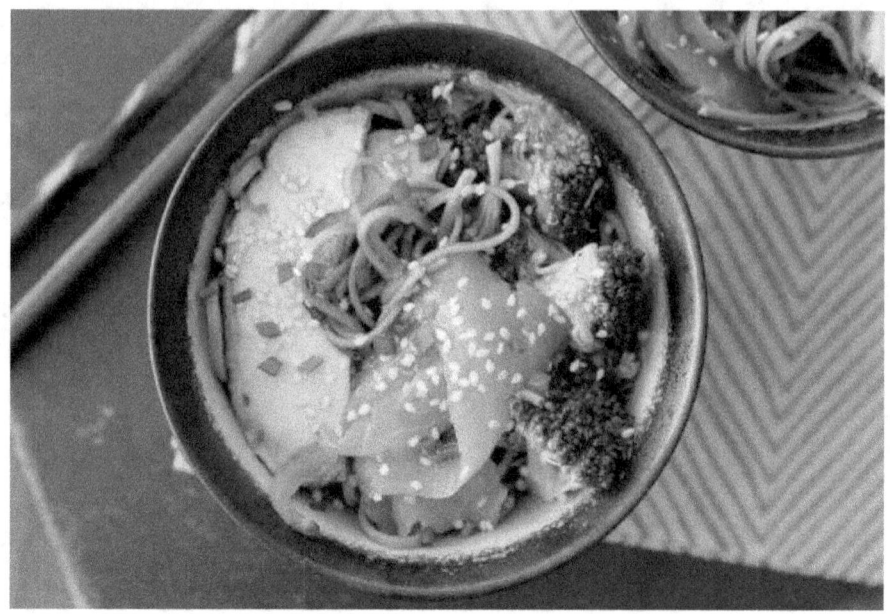

INGREDIENTES:
- 4 cucharadas (60 ml) de tamari
- 1 cucharada (15 ml) de vinagre de arroz
- 1 cucharada (6 g) de jengibre recién rallado
- 1 cucharadita (5 ml) de aceite de sésamo tostado
- ½ cucharadita de miel
- 6 onzas (168 g) de soba de trigo sarraceno seco
- fideos
- 1 taza (120 g) de edamame sin cáscara
- 4 onzas (115 g) de salmón ahumado en rodajas finas
- 1 pepino mediano sin semillas, pelado y cortado en juliana
- 1 aguacate, pelado, sin hueso y en rodajas finas
- Nori rallado
- Hojuelas de pimienta roja

INSTRUCCIONES
a) Batir el tamari, el vinagre de arroz, el jengibre, el aceite de sésamo y la miel en un tazón pequeño; dejar de lado.
b) Ponga a hervir una olla grande de agua con sal. Cocine los fideos soba según las instrucciones del paquete. Escurrir los fideos y enjuagar bien con agua fría. Revuelve la salsa una vez más y mezcla los fideos con 1 cucharada (15 ml) de salsa.
c) Para servir, divida los fideos soba en tazones. Cubra con edamame, salmón ahumado, pepino y aguacate. Rocíe con salsa y espolvoree con nori y hojuelas de pimiento rojo.

94. Tazones marroquíes de salmón y mijo

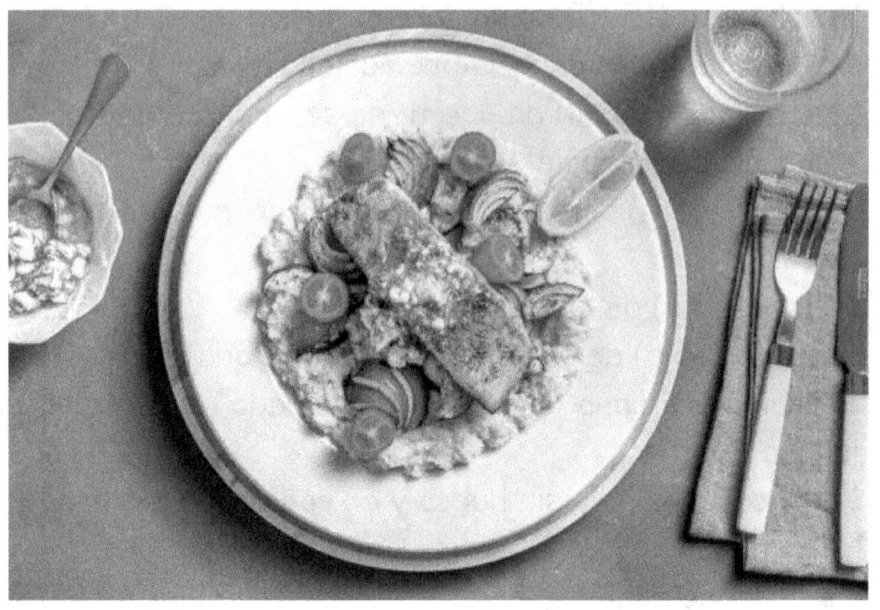

INGREDIENTES:
- ¾ taza (130 g) de mijo
- 2 tazas (470 ml) de agua
- Sal kosher y pimienta negra recién molida
- 3 cucharadas (45 ml) de aguacate o aceite de oliva virgen extra, cantidad dividida
- ½ taza (75 g) de grosellas secas
- ¼ de taza (12 g) de menta fresca finamente picada
- ¼ de taza (12 g) de perejil fresco finamente picado
- 3 zanahorias medianas
- 1½ cucharadas (9 g) de harissa
- 1 cucharadita (6 g) de miel
- 1 diente de ajo, picado
- ½ cucharadita de comino molido
- ½ cucharadita de canela molida
- 4 (4 a 6 onzas, 115 a 168 g) filetes de salmón
- ½ pepino inglés mediano, picado
- 2 tazas empaquetadas (40 g) de rúcula
- 1 receta de salsa de yogur con menta

INSTRUCCIONES

a) Precalienta el horno a 425 °F (220 °C, o marca de gas 7).
b) Agregue el mijo a una cacerola grande y seca y tueste a fuego medio hasta que esté dorado, de 4 a 5 minutos. Añadimos el agua y una pizca generosa de sal. El agua chisporroteará pero se calmará rápidamente. Llevar a ebullición. Reduzca el fuego a bajo, agregue 1 cucharada (15 ml) de aceite, cubra y cocine a fuego lento hasta que se absorba la mayor parte del agua, de 15 a 20 minutos. Retirar del fuego y cocinar al vapor en la olla

durante 5 minutos. Una vez enfriado, agregue las grosellas, la menta y el perejil.

c) Mientras tanto, pela y corta las zanahorias en rodajas de 1,3 cm (½ pulgada) de grosor. Batir 1½ cucharadas (23 ml) de aceite, harissa, miel, ajo, sal y pimienta en un tazón mediano. Agregue las zanahorias y revuelva para combinar. Extienda en una capa uniforme en un lado de una bandeja para hornear con borde forrada con papel pergamino. Asa las zanahorias durante 12 minutos.

d) Batir la ½ cucharada (7 ml) restante de aceite, el comino, la canela y ½ cucharadita de sal en un tazón pequeño. Unte los filetes de salmón. Retire la bandeja para hornear del horno. Voltee las zanahorias y luego coloque el salmón del otro lado. Ase hasta que el salmón esté bien cocido y se desmenuce fácilmente, de 8 a 12 minutos, dependiendo del grosor.

e) Para servir, divida el mijo con hierbas en tazones. Cubra con un filete de salmón, zanahorias asadas, pepino y rúcula, y rocíe con salsa de yogur de menta.

95. Tazones de curry de coco tailandés

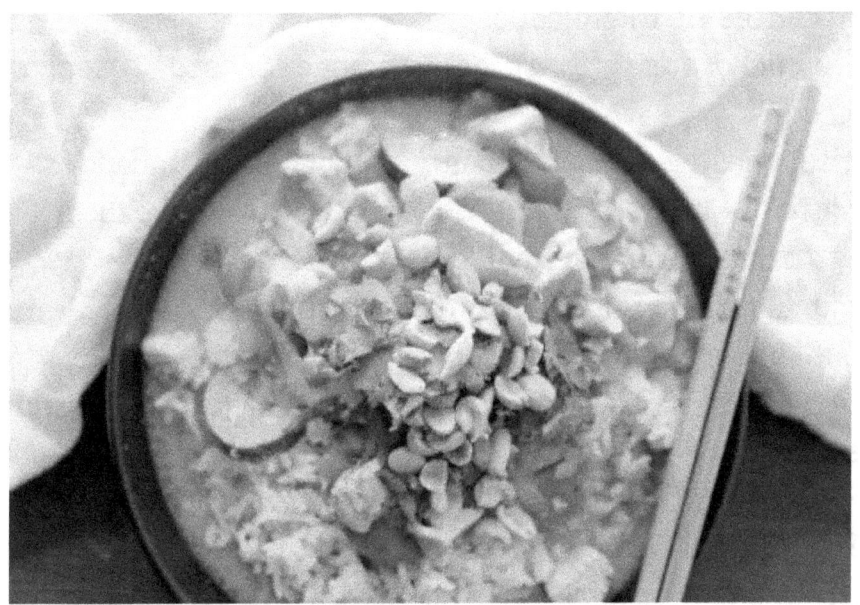

INGREDIENTES:

- 1 cucharada (14 g) de aceite de coco
- 3 dientes de ajo, picados
- 1½ cucharadas (9 g) de jengibre fresco finamente picado
- 2 cucharadas (30 g) de pasta de curry rojo tailandés
- 1 lata (14 onzas o 392 g) de leche de coco sin azúcar
- 1½ tazas (355 ml) de caldo de verduras
- 1 lima, rallada y luego cortada en gajos
- Sal kosher y pimienta negra recién molida
- 14 onzas (392 g) de tofu extra firme, prensado, escurrido y en cubos
- 8 onzas (225 g) de judías verdes, cortadas
- 2 cucharaditas (10 ml) de tamari
- 1 cabeza de brócoli, cortada en floretes
- 16 onzas (455 g) de fideos de calabacín
- 1 taza (70 g) de col lombarda rallada
- Maní tostado sin sal, picado
- cilantro fresco picado

INSTRUCCIONES

a) Calienta el aceite en una cacerola mediana a fuego medio. Agregue el ajo y el jengibre, revuelva para cubrir y cocine hasta que estén fragantes, aproximadamente 30 segundos. Agregue la pasta de curry y cocine por 1 minuto más. Agregue la leche de coco, el caldo y la ralladura de lima y sazone con sal y pimienta. Llevar a ebullición, luego reducir el fuego a bajo y cocinar a fuego lento durante 15 minutos. Agregue el tofu y las judías verdes y cocine a fuego

lento durante 5 minutos más. Retire del fuego, agregue el tamari y sazone al gusto.
b) Mientras tanto, cocina el brócoli al vapor.
c) Para servir, divida los fideos de calabacín en tazones. Cubra con tofu y judías verdes, brócoli y repollo. Vierta la salsa de curry por encima, espolvoree con maní y cilantro y agregue un chorrito de jugo de lima.

96. Tazones de sushi vegetarianos

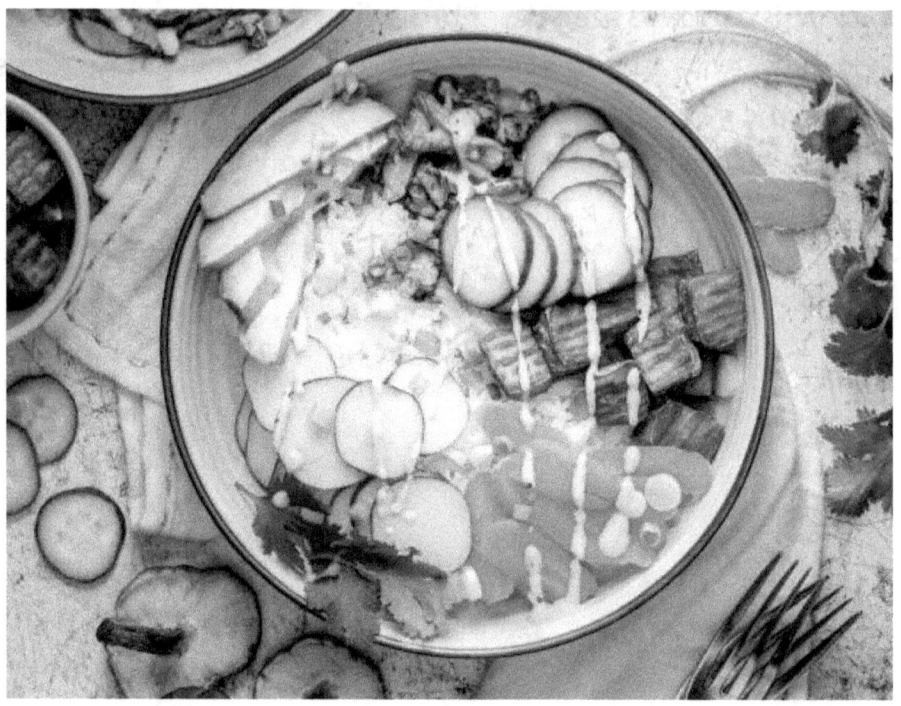

INGREDIENTES:
- 1 taza (165 g) de arroz integral
- 2 tazas (470 ml) más 2 cucharadas (30 ml) de agua, divididas
- Sal kosher y pimienta negra recién molida
- 14 onzas (392 g) de tofu extra firme, prensado y escurrido
- ¼ de taza (60 ml) de salsa de soja
- 2 cucharadas (30 ml) de vinagre de arroz
- 1 cucharadita (6 g) de miel 2 dientes de ajo picados
- 2 zanahorias medianas, peladas y cortadas en tiras
- ½ pepino sin semillas, en rodajas finas
- 2 aguacates, pelados, sin hueso y en rodajas finas
- rebanado
- 2 cebolletas, en rodajas finas
- Nori rallado
- semillas de sésamo
- 1 receta de salsa de miso y jengibre

INSTRUCCIONES

a) Precalienta el horno a 400 °F (200 °C, o marca de gas 6).

b) Agrega el arroz, 2 tazas (470 ml) de agua y una pizca generosa de sal en una cacerola mediana y deja hervir. Reduzca el fuego a bajo, cubra y cocine hasta que el arroz esté tierno, de 40 a 45 minutos. Retirar del fuego y cocinar el arroz al vapor con la tapa puesta durante 10 minutos.

c) Mientras tanto, corta el tofu en triángulos. Batir la salsa de soja, el vinagre de arroz, las 2 cucharadas (30 ml) restantes de agua, la miel y el ajo en un recipiente poco profundo. Agregue el tofu, revuelva suavemente para combinar y deje marinar durante al menos 10 minutos.

d) Coloque el tofu en una sola capa sobre una bandeja para hornear con borde y deseche el resto de la marinada. Cocine hasta que la base del tofu esté ligeramente dorada, aproximadamente 12 minutos. Voltee el tofu y cocine por otros 12 minutos.

e) Para servir, divida el arroz en tazones. Cubra con tofu, zanahoria, pepino y aguacate. Adorne con cebolletas, nori y semillas de sésamo y rocíe con salsa de miso y jengibre.

97. Tazones energéticos de falafel y coliflor

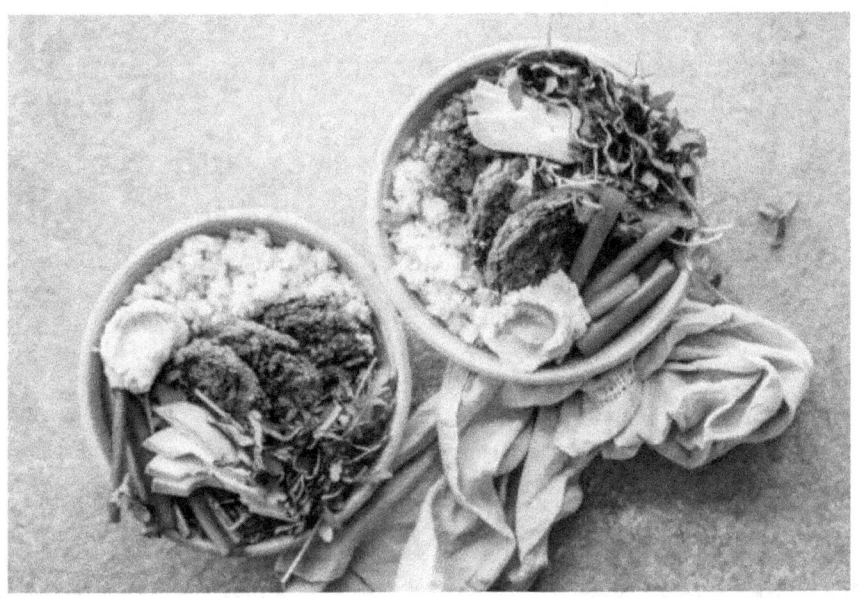

INGREDIENTES:
- 3 tazas o 2 latas (420 g o 15 onzas) de garbanzos, escurridos y enjuagados
- 1 cebolla morada pequeña, picada en trozos grandes
- 2 dientes de ajo
- 2 cucharadas (30 ml) de jugo de limón recién exprimido
- ½ taza llena (24 g) de hojas de perejil fresco
- ½ taza llena (8 g) de hojas de cilantro frescas
- 2 cucharaditas (4 g) de comino molido
- 1 cucharadita (2 g) de cilantro molido
- $1/8$ cucharadita de pimienta de cayena
- Sal kosher y pimienta negra recién molida
- 3 cucharadas (24 g) de harina para todo uso
- 1 cucharadita (5 g) de levadura en polvo
- 1 cucharada (15 ml) de aguacate o aceite de oliva virgen extra
- 16 onzas (455 g) de coliflor con arroz
- 2 cucharaditas (4 g) de zaatar
- 2 tazas empaquetadas (40 g) de rúcula
- 1 pimiento rojo mediano, sin corazón y picado
- 2 aguacates, pelados, sin hueso y cortados en cubitos
- Chucrut de lombarda o remolacha
- hummus

INSTRUCCIONES

a) Si usa frijoles secos, agregue los garbanzos a un tazón mediano y cúbralos con agua al menos 2,5 cm (1 pulgada). Déjalos reposar, descubiertos, a temperatura ambiente durante 24 horas.

b) Precalienta el horno a 375 °F (190 °C, o marca de gas 5).

c) Agrega los garbanzos escurridos, la cebolla, el ajo, el jugo de limón, el perejil, el cilantro, el comino, el cilantro, la cayena, 1 cucharadita (6 g) de sal y ¼ de cucharadita de pimienta al tazón de un procesador de alimentos. Pulse unas 10 veces hasta que los garbanzos estén picados. Raspe los lados del tazón, agregue la harina y el polvo para hornear y presione hasta que la mezcla esté bien combinada.

d) Saque aproximadamente 2 cucharadas de la mezcla y forme una bola en las palmas de sus manos. Transfiera a una bandeja para hornear ligeramente engrasada y use una espátula para aplanarla hasta formar un disco de ½ pulgada (1,3 cm) de espesor. Repita con el resto de la mezcla.

e) Hornee el falafel hasta que esté bien cocido y tierno, de 25 a 30 minutos, volteándolo una vez a la mitad de la cocción.

f) Calienta el aceite en una sartén grande a fuego medio. Agregue la coliflor con arroz, el za'atar, la sal y la pimienta y revuelva para combinar. Cocine, revolviendo ocasionalmente, hasta que la coliflor esté ligeramente blanda, aproximadamente 3 minutos.

g) Para servir, divida el arroz de coliflor y la rúcula en tazones. Cubra con hamburguesas de falafel, pimiento morrón, aguacate, chucrut y una bola de hummus.

98. Tazones de Frijoles Negros y Chorizo

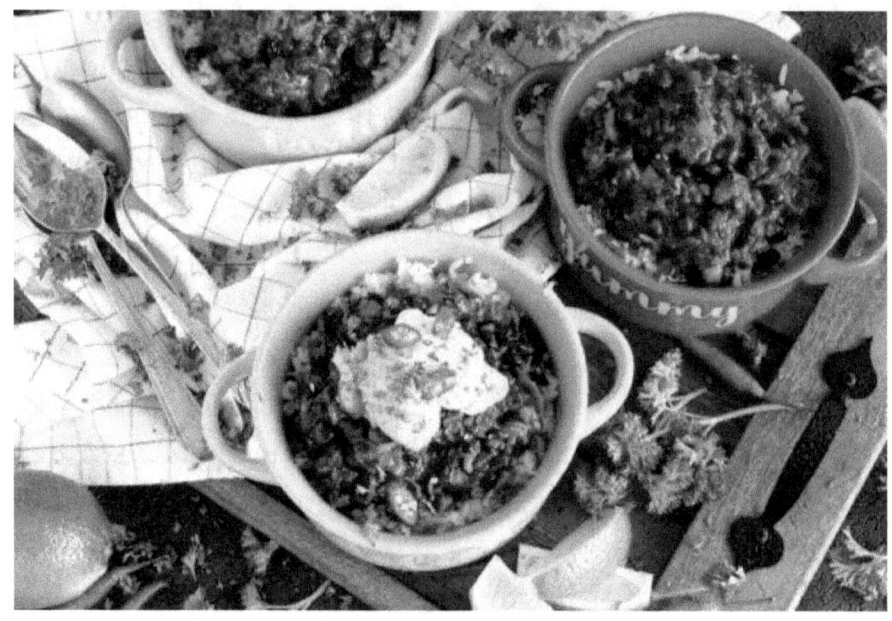

INGREDIENTES:
- 3 tazas (90 g) de espinacas tiernas
- 2 cucharadas (30 ml) de aguacate o aceite de oliva virgen extra, cantidad dividida
- 225 g (8 onzas) de coliflor con arroz
- Sal kosher y pimienta negra recién molida
- ¼ de taza (4 g) de cilantro fresco finamente picado, y más para cubrir
- 8 onzas (225 g) de chorizo mexicano o
- sojarizo, sin tripas
- 4 huevos grandes
- 1 taza (200 g) de frijoles negros, escurridos y enjuagados
- salsa
- ½ taza (120 ml) de salsa de aguacate
- Divida las espinacas en tazones.

INSTRUCCIONES

a) Calienta 1 cucharada (15 ml) de aceite en una sartén grande a fuego medio. Agrega la coliflor con arroz y sazona con sal y pimienta. Cocine, revolviendo ocasionalmente, hasta que la coliflor esté completamente caliente y ligeramente blanda, aproximadamente 3 minutos. Retire del fuego y agregue el cilantro. Dividir entre los tazones. Limpia la sartén.

b) Calienta la 1 cucharada (15 ml) de aceite restante en la misma sartén a fuego medio. Agrega el chorizo. Cocine, partiendo la carne con una cuchara de madera, hasta que esté bien cocida y bien dorada, de 6 a 8 minutos. Utilice una espumadera para transferir el chorizo a un plato forrado con papel toalla.

c) Reduce el fuego al mínimo y fríe los huevos en la misma sartén.
d) Para servir, cubra los tazones con chorizo, huevo, frijoles negros y salsa.
e) Rocíe con salsa de aguacate y espolvoree con cilantro extra.

99. Tazones de desayuno de sopa de arroz de cocción lenta

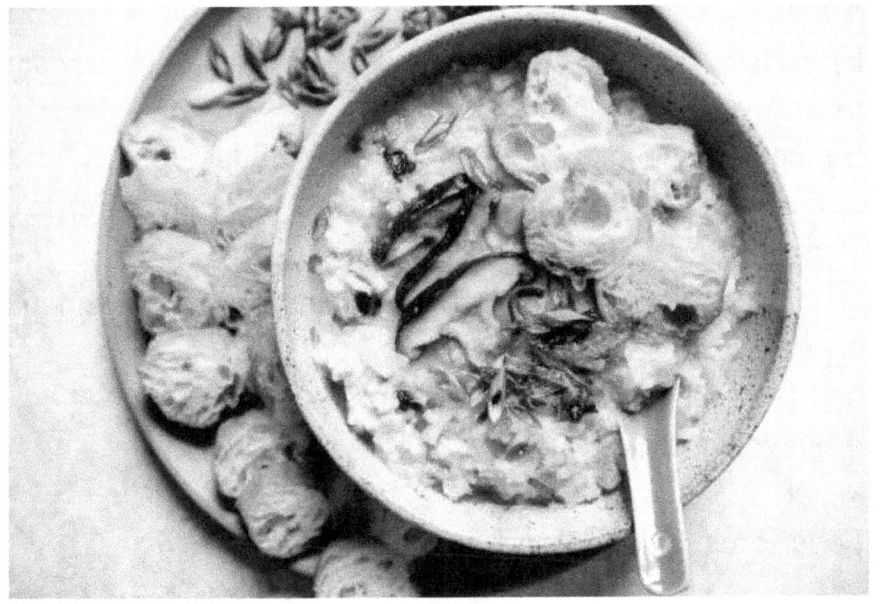

INGREDIENTES:

- ¾ de taza (125 g) de arroz jazmín
- 4 tazas (940 ml) de agua
- 3 tazas (705 ml) de caldo de verduras o pollo
- Un trozo de 2,5 cm (1 pulgada) de jengibre fresco, pelado y cortado en rodajas finas
- Sal kosher y pimienta negra recién molida
- 3 cucharadas (45 ml) de aguacate o aceite de oliva virgen extra, cantidad dividida
- 168 g (6 onzas) de champiñones, preferiblemente cremini o shiitake, en rodajas
- 6 tazas (180 g) de espinacas tiernas
- 4 huevos grandes
- kimchi
- Cebolletas, en rodajas finas

INSTRUCCIONES

a) Agrega el arroz, el agua, el caldo, el jengibre y 1 cucharadita (6 g) de sal a una olla de cocción lenta de 3½ cuartos (3,2 L) o más y revuelve. Tape, ajuste a fuego lento y cocine hasta que el arroz esté desmenuzado y cremoso, aproximadamente 8 horas.

b) Retire y deseche el jengibre. Revuelva, raspando los lados y el fondo de la olla de cocción lenta. Divida la sopa de arroz en tazones.

c) Calienta 1 cucharada (15 ml) de aceite en una sartén grande a fuego medio-alto. Agrega los champiñones, sazona con sal y pimienta y saltea hasta que estén tiernos, aproximadamente 5 minutos. Vierta sobre la sopa de arroz.

d) Calienta 1 cucharada (15 ml) de aceite en la misma sartén a fuego medio. Agregue las espinacas y cocine, revolviendo ocasionalmente, hasta que se ablanden, aproximadamente 2 minutos. Divida las espinacas entre los tazones.
e) Calienta la 1 cucharada (15 ml) restante de aceite en la misma sartén y fríe los huevos.
f) Agregue los huevos a los tazones de sopa de arroz y cubra con kimchi y cebolletas.

100. Tazones de desayuno de trigo sarraceno y frijoles negros

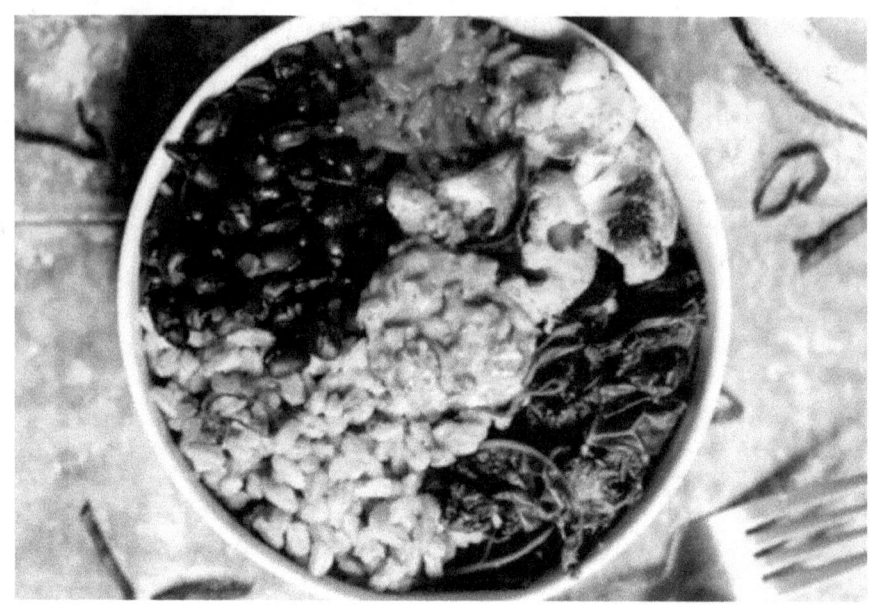

INGREDIENTES:
- ¾ de taza (125 g) de trigo sarraceno kasha
- 1 1/3 tazas (315 ml) de agua
- ½ cucharada (7 g) de mantequilla sin sal
- Sal kosher y pimienta negra recién molida
- 4 tazas (520 g) de col rizada al vapor
- 1½ tazas (300 g) o 1 lata (15 onzas o 420 g) de frijoles negros, escurridos y enjuagados
- 4 huevos duros
- 2 aguacates, pelados, sin hueso y triturados
- 1 rábano sandía, en rodajas finas
- queso feta desmenuzado
- 1 receta de salsa de miso y jengibre
- semillas de sésamo
- pimienta Alepo

INSTRUCCIONES

a) Combine el trigo sarraceno, el agua, la mantequilla y una pizca generosa de sal en una cacerola mediana. Deje hervir, luego reduzca el fuego a bajo, cubra y cocine a fuego lento hasta que estén tiernos, de 15 a 20 minutos.

b) Para servir, divida el trigo sarraceno en tazones. Cubra con col rizada al vapor, frijoles, huevo duro en rodajas, aguacate, rábano y queso feta. Rocíe con salsa de miso y jengibre y espolvoree con semillas de sésamo y pimienta de Alepo.

CONCLUSIÓN

Al concluir nuestro viaje a través de "Los cuencos arcoíris de la alegría", espero que su cocina se haya convertido en un paraíso de color, sabor y nutrición. Este libro de cocina no es sólo una colección de recetas; es una celebración de la alegría que proviene de saborear comidas deliciosas y saludables que contribuyen a ser más saludable y vibrante.

Gracias por acompañarme en esta exploración de sabores, colores y la alegría que surge de nutrir tu cuerpo. Que estos tazones se conviertan en un elemento básico de su repertorio culinario, aportando no solo nutrición sino también una sensación de deleite a sus comidas diarias.

Mientras saborea las últimas cucharadas de estos tazones, es posible que recuerde que se puede encontrar alegría en cada bocado y que el bienestar es un viaje que comienza con las decisiones que tomamos en nuestras cocinas. Brindamos por el placer de nutrir tu cuerpo, un tazón colorido a la vez. ¡Comida feliz y saludable!

www.ingramcontent.com/pod-product-compliance
Lightning Source LLC
Chambersburg PA
CBHW071320110526
44591CB00010B/965